温香堂鍼灸
成人アトピー性皮膚炎の完治を目指して

理論&実践

薬剤師・鍼灸師
青山 和美

東京図書出版

温香堂鍼灸　成人アトピー性皮膚炎の完治を目指して◇目次

第一章　概　要

成人アトピー性皮膚炎は、西洋医学で難治の病であり、大多数の患者が、それに一生付き合って暮らしていく現実がある。この難病を鍼灸治療で治せると思う人はいないだろう。そこには、「湿疹のある皮膚を鍼や灸で傷つけて良いはずはない」という当然の考えがある。しかし、鍼灸治療でそれを治すことができる。この著は、その原理を科学的見地から説明し、その治療法を公開する。公開する理由は、この鍼灸治療は、手間がかかり、多数の患者を扱えないためであり、この点で多くの鍼灸師の協力が必須と考えるからである。この著の構成は、発生メカニズム、治療原理、病因の追究、中医学の活用法、新しい鍼灸治療法確立、治療実績を順次紹介していく。この著は、鍼灸師の教本として書かれ、また医師の理解を得られるように、中医学の科学検証も加えた。確かに、一般の読者が読むと、専門用語も多く、分かりづらい部分が多く、最後まで興味がもてない可能性がある。そこで、この章で強引ではあるが、大まかな治療の流れと結論を書いておく。

成人アトピー性皮膚炎の成因は、抗原提示による抗原抗体反応である。それは、無毒な物質をアトピー素因を持つ人々が、自らが抗原化し、抗原提示（感作）することで起こる。「では、なぜそんな間違いを犯すのか？」それは不明なところも多いが遺伝的要素も大きいとされる。しかし、「遺伝なら治らない」と考えてはいけない。現実には、小児アトピーのほとんどが成人になると治っている。それは「免疫寛容」を作るからである。つまり、感作が成立しても「免疫寛容」を作れれば、この疾病は治癒する。逆に言えば、「免疫寛容」を成人になっても作れない人が、成人アトピー性皮膚炎になる。「なぜ、『免疫寛容』が作れないのか？」これを今まで西洋医学では明らかにできなかった。しかし、筆者は、新しい鍼の手技、回旋筋多裂筋穿刺法（筆者命名）を駆使し、その「真の病因」が「脊柱の歪み」である可能性が高いことを突き止めた。つまり、成人アトピー性皮膚炎患者は、先天的な「脊柱の歪み」があるため、これが「継続的なストレス」になり、小児アトピーからの離脱のための「免疫寛容」が作れないのである。この「脊柱の歪み」は、西洋医学の皮膚科の考え方からすれば、極めて意外である。それは、患者のほとんどがX線MRIを受けていないことで判る。つまり、現在の西洋医学の治療は、「真の病因」の治療でなく、湿疹を治す対症療法に終始していることになる。このことが、ステロイド剤などの優れた薬剤の効果を十分に発揮できない理由である。つまり、鍼灸治療の第一の使命は、鍼による「脊柱の歪み」の矯正となる。また、結核や腸の寄生虫が、この疾病を治癒に導くとする報告があり、この理論背景には、「体を危機状態に置くと『細胞免疫』が選択的に賦活し『液性免疫』が抑制される」ということがある。そこで、鍼灸治療で同一状況を作ることができれば、この疾病を治癒に導ける。つまり、これが鍼灸治療の第二の使命となる。そのため、鍼治療を多本数穿刺とし、灸治療は変性タンパクを導入する意味で必須となる。しかし、鍼が多本数穿刺と言っても、どこに刺しても良いわけでなく、安全で有効な「ツボ選択」が必須となる。それには、その臨床経験の豊富さから、古典鍼灸、特に中医学の「ツボ選択」の概念を取り入れることが妥当と考える。しかし、中医学は、臨床において「空理空論で難解過ぎる」と言う指摘がある。そこで、筆者は、中医学を構成する学説の一つ一つを科学検証し、その妥当性を検討することで、簡素化を試みた。それらの結果をすべて踏まえ構築された鍼灸が温香堂鍼灸となった。この鍼灸治療を実施すると、ステロイド剤の効果が復活し、短期間（平均一カ月）で痒み、発赤など過激な症状が治まる（ただし、ここで湿疹が消えるわけではない）。その後、痒み、発赤が消えたら、西洋薬をやめ、鍼灸治療のみを継続し、過激な症状が出ない状態を長く継続させ、確固たる「免疫寛容」を成立させると、徐々に湿疹も消失する。そして最終的には、この疾病を治癒に導ける（専門用語は本文中で確認して欲しい）。

第二章　成人アトピー性皮膚炎とは？

この章では、疾病、定義、免疫学の基本、疾病の発生メカニズムを考察する。

1 成人アトピー性皮膚炎とは？

重症化する成人アトピー性皮膚炎は、近年の30年間でその割合は5倍に増加し、現在、成人の2％ほどがアトピー性皮膚炎に罹患しているという報告もある。従来は、小児全体の10％ほどの小児アトピー患者は、ほぼ全てが成人になって離脱するとされていたが、それが成人になっても離脱できず重篤化するものが急増している（ここに示す有病率の数値は資料によって異なる）。

この疾病の日本皮膚科学会の治療ガイドラインは、診断による重症度の評価をし、原因因子の検索とその排除の対策をし、スキンケアをし、薬物療法をするというものである。原因因子とは抗原（ハウスダストやダニなど）であり、それを原則として環境から遠ざけることであり、スキンケアは主に皮膚に対する保湿剤の使用である。また、薬物療法は、ステロイド外用剤、タクロリムス軟膏、抗アレルギー剤、さらに体質改善を目的に漢方薬の使用も行われている。

ここで注目すべきは、その治療法が対症療法（症状を緩和する治療）であることである。アトピー性皮膚炎は、Ｉ型アレルギーに分類される。そこに花粉症も分類される。つまり、同じ作用機序で症状が発症するということである。アトピー性皮膚炎と花粉症の大きな違いは、花粉症では感作抗原（免疫応答をする抗原）になる可能性がある抗原は、スギ、ヒノキ、ブタクサなど数が限られるが、アトピー性皮膚炎では、その抗原が無数に存在することである。

そのことが二つの疾病の予防、治療法の違いになる。抗原数が限られる花粉症では、マスクで感作抗原を避け、抗ヒスタミン剤などで対処できる。また、近年、各感作抗原に対する皮下免疫療法や舌下免疫療法という根治を目指すアレルゲン免疫療法が開始された。しかし、これはアトピー性皮膚炎には適用できない。抗原が多数存在し、その特定が困難で、たとえ感作抗原が特定できても、その多さから根治治療は無理である。つまり、現状では日本皮膚科学会の治療ガイドラインの対症療法が最適であると言える。しかし、現実は、この治療法の限界を超える強く抗原に感作された患者がおり、重症化するということである。

2 アトピー性皮膚炎の定義

その定義は増悪・寛解を繰り返すそう痒のある湿疹を主病変とする疾患で、患者の多くはアトピー素因を持つ。アトピー素因とは、⑴家族歴、既往歴（気管支喘息、アレルギー性鼻炎、結膜炎、アトピー性皮膚炎のうちいずれか、あるいは複数の疾患）または、⑵IgE抗体を産生しやすい素因をさす。

（日本皮膚科学会の2016年版アトピー性皮膚炎診療ガイドライン抜粋）

3 基礎の免疫学：「細胞免疫」と「液性免疫」の違い

アトピー性皮膚炎を理解するには最低限の免疫学の理解が必須である。ただし、現代の免疫学も、まだ未開の部分を多く残していることも考慮しよう。

免疫について、その基礎を説明する。血液の大本になる造血幹細胞は、骨髄から作られる。そこから分化し、血液の成分の赤血球、白血球、血小板が作られる。そして、その白血球が免疫系の中心になる。具体的に書くと、血液を採血し放置すると、下に赤い部分、上に半透明な部分ができる。その赤い部分が赤血球で、上の半透明な部分は血漿である。注意して観察すると、その境に薄い白い膜状のものが見える。それが、白血球の層である。その薄さから、それは血液成分の中でも少量であることが判る。だが、その少量の白血球は、いろいろな種類でできている。大きく分けると、顆粒球、単球、リンパ球である。上の半透明な部分には、免疫の重要な物質の抗体が入っている。

この血液の沈殿現象は、物質の比重の違いで起こっている。つまり、白血球は、抗体より重いということである。それは当然のことで、白血球は細胞であり、抗体は単なるタンパク質だからである。

物質の比重とは、物質の大きさ分子量（1000＝1kDaで表記）で決まる。つまり、白血球は細胞であり、その分子量は大きく、数十万kDa以上である。しかし、抗体はタンパク質（180kDa）で小さい。抗体の分子量が小さい理由は、それが白血球の中のリンパ球から作られる物質だからである。つまり、この比重の関係で、重い細胞は下に、軽い抗体は、上の液体部分に含まれることになる。そこで、重い細胞部分を「細胞免疫」と呼び、軽い液体部分の抗体を「液性免疫」と言う。

人間の免疫機構は二つで構成される。先ほど述べた、重い細胞部分の白血球による免疫の「細胞免疫」と、抗体による免疫の「液性免疫」である。「細胞免疫」を司る白血球は、大きく顆粒球とリンパ球に分けられる。顆粒球は、好中球、好酸球、好塩基球に分けられるが、好中球の割合が多く、顆粒球＝好中球と言うときもある。これらの細胞は、貪食細胞と呼ばれ、侵入した異物をただちに貪食する。また、リンパ球の一種のＮＫ細胞（ナチュラルキラー細胞）も貪食をする。これらの総称が「細胞免疫」である。これは、異物を非特異的に認識し、攻撃する。

次に「液性免疫」の説明に移る。貪食細胞の中に単球（マクロファージ）が少量だが含まれている。これも顆粒球などと同じ貪食細胞なのだが、これは抗原提示細胞（この中にはマクロファージとは違う樹状細胞も含まれる）と呼ばれ、その情報をリンパ球に伝える機能がある。リンパ球には、Ｔ細胞とＢ細胞というものがあり、Ｔ細胞の一種のヘルパーＴ細胞（抗原提示に関連する）経由で、Ｂ細胞に情報が伝わり抗体を作ることになる。これを免疫応答と言う。免疫応答した抗原を感作抗原と言い、抗原提示から約一週間で抗体（この中にアトピーに関連するＩｇＥ抗体が含まれる）が産生される。この抗体が「液性免疫」になる（「液性免疫」には実際、補体系なども含まれるが、この著では「液性免疫」＝「抗体」とし、簡略化して説明する）。つまり、「液性免疫」とは、極めて特異性があり、抗原提示されるまで時間がかかる。ただし、一度、感作が成立してしまうと、抜群の異物排除効果を示す。

「では、なぜ人体に『細胞免疫』と『液性免疫』ができたのだろうか？」

これは生物進化の免疫の変遷を見るとよくわかる。魚類（脊椎動物）は抗体を持つので、一般のウナギは抗体を持つ。ただし、ヤツメウナギ（円口類脊索動物：初期の脊椎動物）は抗体を持たない。つまり、抗体とは進化の過程で生まれたもので、ほとんどの下等生物は、抗体系つまり「液性免疫」を持たないことになる。

つまり、人類の免疫系は、進化前から持っている「細胞免疫」に、進化してから獲得した「液性免疫」を加えて、成り立っていることになる。この二種の免疫の使い分けは、「細胞免疫」は、緊急時に非特異に、「液性免疫」は、抗原提示された物質にのみに、特異的に効率的に働く。この「細胞免疫」と「液性免疫」の理解が、アトピー性皮膚炎の治療に大きく関係するので記憶しておいて欲しい。

4 アトピー性皮膚炎が起こるメカニズム

アトピー性皮膚炎が起こるメカニズムを正確に理解しておこう。

それには、「なぜ、アトピー性皮膚炎が起こる人と起こらない人がいるのか？」を考えると良い。

その答えは、アトピーを引き起こす抗原が、ハプテン（不完全抗原）だからである。このハプテンを理解できると、アトピー性皮膚炎の発症メカニズムが理解できる。

地球上の生物は、二つの方向に進化を遂げる。一つは、細菌、ウイルスのように体を単純化し、増殖スピードを速くし、子孫を確実に残す進化系（細菌、ウイルス系）であり、もう一つは、人間のように体を複雑化し、より長生きして子孫を増やす進化系（人間系）である。この二つの進化系は、どちらも種の保存という点で優劣つけがたく、ともに地球上で共存している。細菌やウイルスが下等な生物であると勘違いしてはいけない。ただ、進化の方向が違っているだけなのである。例えば、抗生物質に対し耐性菌がすぐにでき、菌は生き延びる。そのシステムには、目を見張るものがある。遺伝子の入る細胞核以外にプラスミドと言う遺伝子集団を持ち、そこを変化させ抗生物質が効かない新しい種に変化する。つまり、我々人間系の生物は、細菌、ウイルス系の生物の圧倒的多数の中で生きていることになる。つまり、我々の周囲は、別の進化を遂げた細菌、ウイルスに満ち満ちているのだ。つまり、人間系の生物は、細菌、ウイルスと共存するしか無いのである。幸いなことに、大多数の細菌、ウイルス系生物は、人間系生物に害を与えない。いや、逆に腸内細菌群などは、人間系を助けている。だが、中には凶暴な奴がいる。それが伝染病などの細菌、ウイルスである。しかし、それは絶対数からは少なく稀なのである。そこで人体は、凶暴な菌、ウイルス系を正確に見分け、排除する高性能なシステムが必要になった。それが免疫系である。つまり、免疫系は、菌、ウイルス系生物を対象として設計され、その構成成分の「タンパク質を異物として感知するシステム」であると言える。つまり、すべての生物は、タンパク質でできており、糖類、脂質だけでできている生物は存在しない。だから、免疫システムは、糖質、脂質の認知機能が弱いのである（現在、細胞表面抗原の糖鎖の研究がなされるが、それは単独の抗原提示ではなく、ほぼ糖タンパクを形成する）。それは、生物の遺伝子ＤＮＡが、タンパク質だけを作るシステムであることでも判る。だから、免疫応答とは、菌、ウイルスの膜表面のタンパク質、ペプチド（小分子量のタンパク質）を高感度に認識するシステムとなる。膜表面の全体を認識しているわけではないのである。

「免疫システムを利用し最も早く排除しなければいけないものは何だろう？」

それは、細菌、ウイルスなどの生物《いきもの》の侵入である。そこで免疫系は、生物の侵入を顆粒球などの「細胞免疫」を使って、非特異に貪食して、それを排除する。そして、それと同時に次回の侵入に備えて、強力な武器（抗体）を作るため抗原提示をするのだ。これが免疫応答であり、その結果、感作抗原が作られる。それが、次にその抗原が侵入した時、激しく攻撃する「液性免疫」となる。

人体は免疫応答システムの異物の大きさ（分子量）を、約5kDa以上と決めている。これ以下では、異物のタンパク質でも免疫応答をしない。これが、「免疫寛容」（免疫応答しない）状態である。この数値は極めて重要な数値である。現在、製薬会社が細胞培養などで抗生物質を作る時、分子量5kDaカットの限外濾過膜を使用して異物を除いている。免疫応答で起こるアナフィラキシーショック防止のためである。また、我々は肉（100kDa以上）を食べると、消化活動により、5kDa以下にして吸収する。タンパク質は、アミノ酸（分子量0.14kDa）にするし、糖もブドウ糖（分子量0.18kDa）とし、免疫応答を無くしている。つまり、消化とは、異物を体に入れるときに「免疫寛容」を作る操作とも言える。

アトピー性皮膚炎の原因は、ハウスダストやダニなどと言われるが、その原因は、一般的に一つではなく多種に及ぶ。だが、それは一般に無害である。このことは、アトピー性皮膚炎を起こす抗原（免疫応答をする部分）の分子量が5kDaより小さな分子量の物質ということを示している。これらの物質を免疫学で、ハプテン（不完全抗原）と言う。つまり、単独で抗原提示できない抗原である。このことが成人アトピー性皮膚炎を理解する上で、極めて重要なことである。

「アトピー性皮膚炎を引き起こす患者は、特殊タンパク質（一般に『キャリア蛋白』5 kDa以上）を、患者自身の体内に持ち、それとハプテン（5 kDa以下）を結合させ、抗原提示できる分子量5 kDa以上の新しいタンパクを作り抗原提示をする」

これが、アトピー性皮膚炎になる人とならない人の差なのである。つまり、一般の人は、「キャリア蛋白」を持たないので、ハウスダストやダニなどに無害なのである。つまり、アトピー性皮膚炎の素因のある人とは、体内に「キャリア蛋白」を持つということになる。

「そのキャリア蛋白はどこから来たのか？」

その人たちは、日本皮膚科学会のアトピー性皮膚炎診療ガイドラインの⑴家族歴、既往歴（気管支喘息、アレルギー性鼻炎、結膜炎、アトピー性皮膚炎のうちいずれか、あるいは複数の疾患）または、⑵ＩｇＥ抗体を産生しやすい素因を持つ人々となるのである。

こうして、ハプテンが抗原化したときを「免疫応答した」と言う。この状態で次に抗原に触れると、ＩｇＥ抗体と肥満細胞の結合体から、ヒスタミンなどアレルギー物質がでて、湿疹が起こり、これが繰り返し重篤化したものがアトピー性皮膚炎である。

免疫機構を理解するコツは、「なぜそれが起こる人と起こらない人がいるのか」を理解することである。猛毒なら免疫応答前に人間を死に追いやる。だが、ハプテンは、免疫応答がなければ無害である。しかし、それが一度免疫応答をはじめると、じわじわと、あるいは猛烈に人体に害を与える。つまりアトピー性皮膚炎とは、「無害のものが有害になる紙一重のところで起こっている」ということである。つまり、アトピー性皮膚炎の治療とは、この紙一重を変化させることである。それを鍼灸治療で起こせばよいとなる。

第三章　成人アトピー性皮膚炎の治療原理の確立

この章では、成人アトピー性皮膚炎の治療方針を考えてみよう。最も良い方法は、誰もが知る「抗原に触れないこと」である。それが花粉症のようなものならば、マスクをつけ、免疫応答のある花粉を避ければ良いので手段がある。だが、成人アトピー性皮膚炎では、すでに無数の抗原に感作している状態で、誰もその抗原を完全に避けることはできない。

1 成人アトピー性皮膚炎の鍼灸治療原理：「免疫寛容」の確立

感作抗原が無数に存在する成人アトピー性皮膚炎に対して、「どのようにして治すのか？」を考えてみよう。

その答えは、ただ一つである。それは感作抗原が来ても、免疫応答しない状態「免疫寛容」を作り出すことである。しかし、一部の食物アレルギーや花粉症治療で行われる感作抗原を無理に接触させ「脱感作」するような完璧なものではない。それは、少量の感作抗原に触れても反応しない「免疫寛容」状態を作ることである。逆に言えば、大量の感作抗原に触れれば、免疫応答は避けられない。その程度の脆弱なものを必死に作り上げる治療と思ってもらえれば良い。

「それで良いのか？」となるが、それが、アトピー性皮膚炎診療ガイドラインで用いるステロイド治療の作用機序である。つまり、ステロイド療法とは、一時的に免疫機能を落とし、「免疫寛容」を作り、湿疹を抑えるのである。スキンケアも同じく皮膚を正常に保ち、皮膚のバリアで感作抗原の免疫応答を抑え「免疫寛容」を作るのである。つまり、現在の西洋医学の全ての治療法は、この延長線上にあると言える。だが、この方法でしか、この疾病を治すことができないことは、今までの説明で明らかである。つまり、感作抗原の多さから、他の手段がないのである。この点で、アトピー性皮膚炎診療ガイドラインは極めて合理的方法である。

しかし、成人アトピー性皮膚炎の患者の全てで、この治療は有効でない。それは、免疫応答が強く、最強なステロイド剤を用いても、その効果が十分現れないケースの存在である。その症状の典型は、これは患者の言葉だが、「体の中から突き上げるような強い痒みで、掻きむしりたくなる衝動を抑えられない状態」である。それは、まさに「人体の皮膚下で強い免疫応答を行っている」ことを意味し、治療ガイドラインの最強のステロイド剤でも抑えきれない典型例である。譬《たと》えれば、火事の消火に水を掛けることは有効だが、火の強さが強過ぎれば、水は有効に見えないということである。この解決には、何か別の方法で消火を助け、水の有効性を見える形にすることである。その別の方法が、筆者の提唱する鍼灸治療であると考えれば良い。それは、アトピー性皮膚炎診療ガイドラインを助け「持続的な免疫寛容」を作りだすものである。平素な言い方をすれば、ステロイド療法の効き目を良くし、病状の改善とともに、ステロイド剤を使わない状態とし、鍼灸治療のみとし、完治させる治療法である。

筆者は、ステロイド療法を悪く書き立て、正義の味方を装い、金儲けのチャンスを窺う人々を嫌悪する。筆者の長期間の免疫学研究をもとに考えれば、成人アトピー性皮膚炎治療は「持続的な免疫寛容」を作ることだけが、唯一、多くの感作抗原を持つこの疾病の完治の方法である。

「では、どんな鍼灸治療で『持続的な免疫寛容』が作れるのだろうか？」

まず、してはいけないことから書く。

次の二つのことは決して、してはいけない。一つは、鍼灸古典にその回答を求めてはいけない。この疾病が鍼灸古典の書かれた生活環境の厳しい時代では少なかったことで、参考になる治療例が少なく、その概念の確立もない。もう一つは、現代の最新の免疫学にあまり期待してはいけない。理由は、この疾病への免疫学の研究が未熟すぎることである。例えば今話題になっているリンパ球の中のヘルパーT細胞の中のTh1（ティーエイチ1）、Th2（ティーエイチ2）の細胞比が、Th2がTh1より優位になっている時は、IgE産生が増加し、アトピー性皮膚炎になるという研究である。一見、この比の偏りを治す薬があれば、アトピー性皮膚炎が治ると考えるのは当然である。だが、そんなに都合よく、その比を変化させる薬は開発できないし、仮に可能でも、「なぜ、Th2とTh1の比が変化したのか？」の「真の病因」が不明である。それを解決しない限り、その比を小手先で変化させても、それは、現在の対症療法の延長線上にあるからだ。この種の薬（サイトカインの量を変化させる薬）で最も心配されるのは、「強い副作用」である。

つまり、鍼灸治療で求められる理想は、成人アトピー性皮膚炎の「真の病因」に迫る診断をし、治療し、薬と違う手段で「免疫寛容」を作り出せる状況を作ることである。

「そんな巧いことが鍼灸治療でできるのか？」

それができるのである。それは、おそらく現代の鍼灸治療が果たすべき使命である。つまり、鍼灸治療は、皮膚を切り、体内に傷をつけ、熱による変性タンパクを体内に作ることができる。この手法を巧く使えば、免疫機構を大きく変化させることができる。それは、アトピー性皮膚炎診療ガイドラインの薬剤による「腸壁を通過させる」とか、軟膏の「皮膚を通過させる」治療とまったく違う新しい刺激ルートでの「免疫寛容」提供になる。

「では、どこを刺激すれば、最も『免疫寛容』を作れるのか?」

それは、間違いなく「真の病因」を見つけ出し刺激し治療することである。それは東洋医学、西洋医学と問わず同じである。しかし、西洋医学でさえ、この疾病の「真の病因」は不明である。

「西洋医学でも不可能だったことが鍼灸治療でできるのか?」となる。しかし、信じられないだろうが、それは鍼灸治療で可能なのである。

その手法を、順を追って説明する。

まず、大きなヒントになるのは、「成人アトピー性皮膚炎が自然治癒する事例」の存在である。

②成人アトピー性皮膚炎の鍼灸治療原理：「細胞免疫」賦活

成人アトピー性皮膚炎が自然治癒する二つの事例が知られている。
事例1：結核になるとアトピー性皮膚炎になる確率が低下する。
事例2：腸内に寄生虫（回虫、蟯虫、鞭虫など）を寄生させると、成人アトピー性皮膚炎は治まる。

事例1は、おそらく実験計画などを作って実施した実験など存在しないだろう。しかし、アトピー性皮膚炎は視覚的に観察できるので、その事実を多くの人々が実感できたのだろう。事例2は、すでに多くの研究者が、多種類の寄生虫で実験し、間違いないことが確認されている。

「この二つの事象で共通しているものはなんだろうか?」

それは、「人体に生物が侵入し、共存状態ができている時、成人アトピー性皮膚炎が治癒する」という事実である。

「では、二つの生命体の共存とは、免疫学的にどのような状態なのだろう?」

人体と結核菌や寄生虫は、一見共存の形をとるが、そこには激しい生体防御の争いがある。その証拠に結核は免疫が衰えると、人体を蝕み死に追いやる。当然の事だが、人体内は無菌でできている。死の間際で起こる敗血症は、血液中に細菌が見出される特殊な例である。その観点から、人体は決して他の生物との共存を許さないのである。それは、一見、共存に見えるが、人体は隙あらば、それを排除する気迫に満ち、また細菌や寄生虫は、人体の内部に入り込む隙を狙っている。この釣り合いの鍵を握るのが、人体の免疫活動である。つまり、「二つの生命体の共存」とは、一見仲良く共存しているように見えるが、実際は「人体が危機状態を感じ、免疫活動が極めて活発になっている状態」と言える。

前記の二つの事例は、「人体を継続的な危機状態に置くと、人体の免疫活動がフル稼働し、成人アトピー性皮膚炎が治癒する」と言い換えられる。しかし、この説明に大きな矛盾があることに、すぐに気付くはずだ。

人体の免疫活動とは、前章で述べたごとく「細胞免疫」と「液性免疫」の両者でできている。その活性が上がると言うことは、両者の活性が同時に上がると言うことである。その結果、ＩｇＥを作る「液性免疫」も上がり、成人アトピー性皮膚炎が増悪するはずである。しかし、現実は、成人アトピー性皮膚炎は良くなる。つまり、人体が「細胞免疫」のみを選択的に賦活していることを意味する。重要なので、もう一度繰り返し書くと、「人体を継続的な危機状態に置くと、選択的に『細胞免疫』が賦活し、成人アトピー性皮膚炎は良くなる」のである。

「なぜ、そのように選択的な免疫賦活が起こるのだろうか？」

結論から言うと、そのメカニズムは現在解明されていない。

「細胞免疫」とは、人類が進化以前から持つ原始的な免疫システムであり、原始的であるがゆえに非特異であり、人体の緊急危機に最初に対処する。

この説明は、簡素で理解しやすいが、免疫学を学んだ人々は、「絶対に『細胞免疫』も

『液性免疫』も同時に賦活するはずだ」と、異論を唱えるだろう。筆者も、その意見に同意する。おそらく、この背景にある免疫の動きは、想像ができないほど複雑なのだろう。それは、いつか誰かが解明するはずである。そこで、次のように言い直しておこう。

「人体を継続的な危機状態におくと、選択的に『細胞免疫』が賦活するように見える事象が発生し、成人アトピー性皮膚炎は良くなる」

このヒントは重要であり、ここでハッキリと鍼灸治療の方針は決まる。つまり、「鍼灸治療で人為的に人体を傷つけ、継続的に人体を危機状態に置き、『細胞免疫』を賦活させ『免疫寛容』を作り出す」これを効率的にできる手技の確立である。

再度書くが、鍼灸の特徴は、皮膚を切り、または焼いて、その刺激は強く、その修復に時間を要する。これを利用して、持続的に体を危機状態に置き、「免疫寛容」を作れるはずである。さらに言えば、鍼治療は体に傷を残すが、体に異物を入れない。灸治療は、熱による自己のタンパクの変性物を異物として体に残すが、もともと自己タンパクの変性物であるため、抗原提示がなく「液性免疫」は動かない。つまり、鍼灸治療は両者ともに、成人アトピー性皮膚炎の原因になる「液性免疫」を動かすことはない。つまり、その観点から鍼灸治療が理想的なのである。

3 成人アトピー性皮膚炎の「真の病因」の追究：「骨格系」の存在

近年、小児アトピーが治らず、成人アトピー性皮膚炎になる患者が増加していることは、すでに述べた。従来、小児アトピー性皮膚炎の患者のほぼ全員が、成人になると自然治癒すると言われていた。ところが、現在、そこから離脱できず、成人アトピー性皮膚炎になる患者が増加している。

ここで、二つの疑問が生じる。

(1)「なぜ、成人になるまでに多くの患者が自然治癒できるのだろうか？」

(2)「なぜ、成人になっても自然治癒できない患者が増加しているのだろうか？」

前者は、ごく当たり前で、あまり議論されない。「成人になるまでに多くの疾病や怪我など命の危険に晒され、かつ、その間に体が成長し、免疫機能を強くするために自然治癒が起こる」と言う説明に、誰もが納得するからである。筆者も異論はない。間違いなく、体の成長とともに感作抗原に対する「免疫寛容」を作る体になることは明らかである。

後者の近年の成人アトピー性皮膚炎の増加の理由については、「衛生環境の良好な環境で育ち危険に晒されることなく育ったため」とか「今までにないストレスの強い時代で免疫が低下する」とかの説明がなされる。これには、筆者は異論を持つ。それは「本当にそうだろうか？」と言う素朴な疑問である。確かに、生活環境の極度な清潔化や、現代社会のストレスが原因となるのは判るが、全ての成人アトピー性皮膚炎患者が理想的環境に育ったとも思えないし、その患者だけが、特別にストレスの強い環境に置かれたとも思えない。

つまり、近年の成人アトピー性皮膚炎の増加には、前記の生活環境の他にも「我々が予想しない事実がある」と考える方が自然である。この考えをもとに、発想を転換し、「生活環境で成人アトピーが作られるのではなく、成人アトピーになりやすい体質の子供が多く生まれ育っている」と考えるとどうだろうか？

この方が自然である。

現在、日本の平均寿命は80歳をはるかに超え延び続けている。抗生物質ができる前は、その平均寿命は40歳前後と言われているので、平均寿命は一気に40年引き延ばされていることになる。その大きな要因の一つは、周産期死亡率の低下にある。動物は一定の確率で生まれる時に奇形が起こり、それは周産期に死亡するのが自然の摂理である。明らかに西洋医学は医療技術でその摂理を壊していると言える。厚生労働省発表の「周産期死亡率（妊娠22週〜生後6日）」は、西暦1950年（終戦直後）には46・6人／1000人の死亡であり、西暦２０１６年には０・９人／１０００人の死亡である。つまり奇形を持つ人々は、すべて助かっているとなる。奇形の種類には大別すると、「内臓奇形」（「内臓系」）と「骨格奇形」（「骨格系」）に分別できる。この中で筆者が注目するのは「骨格系」の奇形、つまり「脊柱の歪み」である。これは重症の場合は、脊椎湾曲症として手術されるが、軽度の場合は温存療法である。さらに軽度の場合は奇形としても扱われない。つまり、健常人の扱いになる。だが、この人々は、強い肩コリ、首コリ、背中痛、腰痛などを若年時から持つことになる。その数は間違いなく年々増加している。

「この先天的な『脊柱の歪み』のストレスが、成人アトピー性皮膚炎の増加の原因ではないだろうか？」

筆者は、試行錯誤の末、脊柱を支える深層筋の回旋筋と多裂筋に鍼を刺し、「鍼のヒビキ」（後章で詳細に説明する）で、その深層筋の疲労度を測定する方法を考案した。その方法を回旋筋多裂筋穿刺法（後章で詳細に説明する）と命名し、鍼灸院開院からの十数年間、数千人の患者の「脊柱の歪み」を調べた。その結果は、鍼灸院を訪れた患者の７割以上に「脊柱の歪み」が認められた。もちろん、当院がＪＲ山手線駅のそばに存在するので、患者に若者が多いと言う偏りがあることは考慮しても、その比率の多さには驚かされた。そして、その「脊柱の歪み」は、胃腸障害、自律神経失調症、生理不順、不明の頭痛、不眠など、その疾病と関係のない患者に見られ、鍼灸での「脊柱の歪み」矯正で、その症状の顕著な改善を見た（この結果は別の機会で公表する）。つまり、全く予期しないところに「真の病因」があると言う事実である。この事実に筆者は驚き、意識して、回旋筋多裂筋穿刺法から得られる情報を詳細に分析することにした。

「一見、全く関係のない疾患でも『脊柱の歪み』が認められるなら、成人アトピー性皮膚炎の患者では、どうなっているのか？」

この疑問こそが、成人アトピー性皮膚炎の「真の病因」発見につながっていく原動力になった。

筆者は、当院に来院した成人アトピー性皮膚炎の患者16名に回旋筋多裂筋穿刺法を実施した。その結果は驚くべきもので、１００％が「脊柱の歪み」を持っていた。そこに一例の例外も無かった。この数値の高さに筆者は驚かされた。つまり、成人アトピー性皮膚炎の患者の全員が、頚椎、胸椎、腰椎のどこかに「脊柱の歪み」を持っているのである。

つまり、この事実は、小児アトピーから脱却できず成人アトピー性皮膚炎になる患者は、先天的な「脊柱の歪み」が「継続的なストレス」となり、「免疫寛容」成立を妨げていることが原因であることを強く示唆していることになる。確かに、筆者の患者16名の結果で「脊柱の歪み」が「真の病因」と決めつけるのは、症例数が少な過ぎるが、この中で３名の患者が、鍼治療の「脊柱の歪み」矯正だけで、アトピー症状が改善している。そのことから、「脊柱の歪み」が「真の病因」とする考えは、ほぼ確実と言える。

筆者は、成人アトピー性皮膚炎の患者に、必ず「脊柱の歪み」についてX線MRIをしたか？　を問診する。

その結果は、大部分の患者が「検査をされていない」と言う答えである。おそらく、「脊柱の歪み」と成人アトピー性皮膚炎の関係は、皮膚科の医師にとって、あまりにも意外だからであろう。

また、西洋医学で「脊柱の歪み」を観察するX線MRIで、大きな問題を発見した。それは、その感度である。成人アトピー性皮膚炎の問診時に、X線MRIで検査された患者で、「正常」と診断されていた患者が、筆者が行った回旋筋多裂筋穿刺法で明らかに「脊柱の歪み」を持つのである。つまり、それはX線MRIの「物理的な脊柱の歪み」＝「症状」を前提とする判断に限界があることを示す。おそらく、「微弱な脊柱の歪み」の一部を、X線MRIでは「正常」と誤診しているのである。その点で回旋筋多裂筋穿刺法は、脊柱を支える最深筋に直接鍼を挿入し、筋肉疲労度を「鍼のヒビキ」として観察する、極めて原始的で直接的な方法である。つまり、ほとんど間違うことはないのである。

まとめると、小児アトピーから離脱できず、成人アトピー性皮膚炎になってしまう「真の病因」は、全く西洋医学が予期していない「脊柱の歪み」であることが強く示唆される。そして、それが「継続的なストレス」になり「免疫寛容」が成立しないのである。これが事実なら、周産期死亡率の低下が、これからも必ず続くことが予想され、成人アトピー性皮膚炎はさらに増え続け、大きな社会問題になる。

4 回旋筋多裂筋穿刺法とは？

回旋筋多裂筋穿刺法と筆者が命名し、何か新しいことを発見したように書いているが、この方法に気付き実施している鍼灸師の方々がいる。筆者は、この方法を発見したなどと言うつもりはない。命名したのは、この著を書くに当たって、何か名前が必要だったからである。この「ツボ」は、鍼灸古典では奇穴の「華佗《かだ》夾脊穴《きょうせきけつ》」として知られている。ただ、これをすべての脊柱筋に広げ、その「鍼のヒビキ」を分布図として認識する方法は、珍しいかも知れない。

具体的な方法は、脊柱棘突起間の外方5分（母指幅以内）に鍼を穿刺する。これ以上に外方だと危険である。鍼は直刺で1寸6分の3～5番鍼（痛がる時は、番数を落とす）を用い、骨（椎間関節付近の骨）に当たるまで刺し、深さを確認し、少し引き抜き置鍼する。

置鍼で行うか単刺で行うかは、患者の「快」で決める。痛みに感受性の強い患者は単刺を勧める。この操作を頚椎7個、胸椎12個、腰椎5個の脊柱棘突起間の外方5分で実施する。だが、頚椎上部は棘突起が極端に確認しづらく1～2カ所にとどめる方が良い。つまり、この方法だけで使用鍼数は四十数本になる。この方法で重要なことは、患者と「鍼のヒビキ」の度合いの確認を緊密に行うことである。「鍼のヒビキ」の無い箇所は、刺してはいけない。

これは蛇足の情報であるかもしれないが、極めて重要なので書いておく。この回旋筋多裂筋穿刺法は「脊柱の歪み」を診断、治療する方法であるが、「内臓の異常」も診断、治療できる。回旋筋と多裂筋の神経支配が脊髄神経後枝であることで、「内臓の異常」が、この後枝に反射し、筋肉拘縮を起こすのである。これは、鍼灸古典の背部兪穴と同じ考えである。膀胱経の背部兪穴は、「肝兪」「脾兪」「胃兪」などあるが、それは、一行線上の脊柱起立筋の上に取穴する。脊柱起立筋もやはり回旋筋や多裂筋と同じ脊髄後枝支配であり、内臓の疾患を脊髄神経後枝反射させているのである。脊柱起立筋は大きな筋肉で、その感度は回旋筋、多裂筋より悪くなるが、浅い位置にある筋肉であるので、鍼灸古典でもその実施が可能だったのである。つまり、回旋筋多裂筋穿刺法は、現代の折れない、細く、長い、滅菌済みの鍼の開発で可能になった新しい診断、治療法と言える。

つまり、回旋筋多裂筋穿刺法とは、「脊柱の歪み」と「内臓の異常」の両者を同時に、診察、治療できる方法である。そして、その判別は、「鍼のヒビキ」のパターンで臨床経験を少し積めば判るようになる（この判別法を後章で詳細に説明する）。

5 「鍼のヒビキ」の科学：筋肉疲労度の指標

筆者は、「鍼のヒビキ」を「効果の道標」として重要視する。それは、中医学も同様で、「得気」と呼び重要視している。中医学では、その「鍼のヒビキ」が「経絡」の中で停滞する「気」を開通させると起こると説明している。だが、筆者は、この「経絡」を「神経反射点（「ツボ」）を結んだ線」（なぜ変更したのかの詳細は後述する）に変更しているので、おのずと「鍼のヒビキ」の概念も変更になる。

「鍼のヒビキ」は「ず〜んとした重だるい痛み」であり、間違いなく一種の「痛み」である。生理学では「痛みの求心性ルート」は、次の二つが知られている。

(1) 侵害受容器ルート

高閾値機械受容器（侵害受容器）→Aδ線維（有髄：一秒に6〜30m走る）→外側新脊

髄視床路↓大脳皮質（一次感覚野）

⑵ ポリモーダル受容器ルート

ポリモーダル受容器↓C線維（無髄：一秒に0・3〜0・8m走る）↓内側古脊髄視床路↓大脳辺縁系（間脳通過）

この二つの痛みルートの存在は人間の進化から説明される。

前者の侵害受容器ルートは、人類が進化して獲得した「痛い！」と言う感度の高い痛みのルートである。その求心性神経はAδ線維であり、軸索を持ち太く伝達速度が速い。つまり、それは注射針を刺された時の痛みと考えれば良い。その分布は皮膚に多く、特に手足に密集する。

後者のポリモーダル受容器ルートは、人類が進化する前からあった、動物が持つ古い神経ルートである。その伝達神経線維は、無髄のC線維で細く伝達速度は遅く、その痛みは一口で言えば鈍痛である。分布は皮膚、筋肉、内臓などに分布し、特に体の内部に多く存在する。

鍼治療は皮膚を突き刺し、その下の横紋筋に刺す。侵害受容器ルートは、皮膚に多く存在し筋肉内には少ないので、皮膚を刺すとき痛みがなければ、それ以降、鋭い痛みを感じることは稀である。これは、鍼灸師なら誰でも「切皮痛」として経験するものである。注射針で痛烈な痛みを感じるのは、針の径が大きいので、皮膚の侵害受容器ルートの「痛点」に、ほぼヒットするからである。鍼治療の鍼は、注射針に比較して極めて細いので、それを避けることができる。だが、不運にも侵害受容器に当たると、鍼治療でも注射と同様の激痛になる。

「鍼のヒビキ」の痛みについて考えると、それが激痛でないことと、皮膚で起きないことから、ポリモーダル受容器ルート関与と考えるのが妥当である。この考えは多くの研究者が支持する。しかし、これだけでは不十分である。その理由は、『鍼のヒビキ』が筋肉に障害がない場所では起こらない」と言う事実である。この不思議な現象は、鍼治療で最も重要な部分である。

例えば、運動の練習中に過度の筋伸展などで筋肉部分や筋肉と腱の移行部などで損傷を受け「肉離れ」を起こす。障害を受けた筋肉は筋肉拘縮を起こす。つまり、筋繊維損傷の痛みの情報が、求心性に侵害受容器ルートで脳に送られ、「体性——体性反射」で、同損傷部位に反射し、筋肉拘縮する。これが人体の防御システムである。だが、この防御システムが人間に害を及ぼすことがある。それは、「危機的状況が回避されても容易に防御システムが解除されない」と言うことである。つまり、過剰防衛である。これは筆者の推察だが、人類は過酷な進化の過程の生き残りの中で、必然的にそれを獲得したのだろう。この過剰防御は、筋肉拘縮を継続させ、発痛物質を含む老廃物をその中に蓄積させる。この状態下で鍼治療をすると「鍼のヒビキ」が起こる。つまり、「筋肉の中の老廃物（発痛物質）がポリモーダル受容器の感度をあげている」と考えられる。

人間の神経系とは、神経細胞だけでは成り立っていない。その接続部や末端で化学物質を介在させ、脳への刺激の強弱を調整している。つまり、損傷を受けた筋肉への鍼刺激は、筋肉内に発生した発痛物質で感度が上がったポリモーダル受容器を刺激し、求心性C線維経由で脳幹に莫大な刺激となって送られ、それが「鍼のヒビキ」となると考えられる。そして、その莫大な刺激に対応し、遠心性に「体性――自律神経反射」で筋肉の拘縮の解除、血管拡張を行うと言う仕組みである。この血管拡張には、交感神経のβ受容体が関係していることがすでに解明されている。

つまり、「鍼のヒビキ」は、正常な横紋筋では起こらず、異常がある横紋筋で起こる反応である。その異常は「直接その筋肉に障害がある」または「別の場所の障害がその筋肉に反射し間接的に起こる」かのどちらかである。これほどの確実な診断指標を見逃すことは許されない。つまり、この「鍼のヒビキ」を最大限に生かした鍼治療が、最も安全で確実な治療法になる。

第四章　成人アトピー性皮膚炎の鍼灸治療の基本方針

ここまでの説明で大まかな成人アトピー性皮膚炎の鍼灸治療方針ができるので、この章でまとめておく。

第一目標は、この疾病の「真の病因」の「脊柱の歪み」の調整の鍼治療となる。第二目標は、体に危機状態を作り、「細胞免疫」を賦活させることである。

1 第一目標：「脊柱の歪み」の調整

筆者は、鍼による回旋筋多裂筋穿刺法（説明済み）、下項線穿刺法*、首三線法**、脊柱矯正法***と言う独自の手技を用いる。この手法を選択使用することで、先天的な「脊柱の歪み」が一時的に矯正される。この矯正は、患者の「脊柱の歪み」度合いによって違うが、重症な場合は、鍼の傷が癒える間の数日しかもたない。そこで、成人アトピー性皮膚炎治療は、原則、週一回の治療間隔となる。

＊　下項線穿刺法（伏臥位）：後章の特殊手技で説明する。
＊＊　首三線法（座位）：後章の特殊手技で説明する。
＊＊＊　脊柱矯正法（座位）：後章の特殊手技で説明する。

２ 第二目標：「細胞免疫」の賦活

体に清潔かつ安全に多くの傷をつけ、多くの刺激を入れたいので、鍼は多本数穿刺となる。灸は変性タンパクを体に導入することを目標とする。その点で、この疾病には灸は必須となる。

⑴　鍼治療：多本数穿刺法

多本数穿刺を実施する。すでに、「脊柱の歪み」矯正に多くの鍼を使用しているので、すでに多本数穿刺となるが、さらに、経絡治療を実施する。

「手足のツボ」は、上脊髄反射で反射範囲が広く（後章で説明する）、中医学の「経絡」の概念が、西洋医学の「神経反射」＊の概念を上回っている。この部分は、中医学の概念をそのまま用いる。その他の部分は、「神経反射」か中医学のどちらを選択しても良い（次章の「中医学の科学検証」で説明する）。

＊「神経反射」とは、感覚情報に対し、無意識に神経系を介し起こる反射性反応を意味する。

⑵ 灸治療：体への変性タンパク導入

必須条件は、有痕灸（体にやけどをつける）を実施する。この異物排除に「細胞免疫」が、間違いなく賦活する。しかし、成人アトピー性皮膚炎は、皮膚に湿疹があるので、瘢痕を残したくない。そこで筆者は、灸頭鍼を第一選択とし、第二選択を棒灸とする。前者は、その鍼の先端が真皮、筋肉まで達し、鍼の熱伝導で体内部にタンパク変性を起こすことができ、かつ皮膚を傷つけない。後者は、直接、湿疹の痒みの頂点を狙い「痒みを焼き切る」イメージで実施する。透熱灸は、理屈的に極めて有効であるが、筆者の個人的見解だが、すでに湿疹で傷ついているので、限定使用とする（この部分は後章でさらに説明を加える）。

第五章　中医学の科学検証

筆者は、前章まで西洋医学で鍼灸治療を語ってきた。しかし、鍼灸治療は古典鍼灸を無視しては語れない。この章では、昔からの英知、古典鍼灸の概念を如何に有効に活用するかを考える。

まず、筆者は、古典鍼灸の代表として中医学*を選び、科学検証**という方法で、その全ての学説を評価し、簡素で使いやすい鍼灸治療法を確立する。その背景には、繰り返しになるが、中医学が臨床で「空理空論で難解すぎる」と言われる現状がある。

＊　中医学とは中国共産党の毛沢東が伝統医学復興を命じ、約10年の歳月をかけ多くの古典を読みこなし精査し１９５８年に『中医学概論』として出版したものである。つまり、国家威信をかけ、多くの古典からその本質を読み取る作業をし、多数の西洋医師の意見を入れ、客観性を持たせたものである。

＊＊科学検証：筆者の言う科学検証とは「科学の正しさの定義」を用いることである。それは、科学の定義の「科学の正しさ」＝「例外（反証）を認めない」である。つ

まり、「例外が一例でも出れば、その説は間違いとして棄却する」という科学の基本ルールを用いることである。この科学原理を理解するために数学でそれを説明しよう。(＋2)＋(＋2)＝＋4、(－2)＋(－2)＝－4、(＋2)×(＋2)＝＋4、(－2)×(－2)＝＋4となる。これを四則演算という。これは小学校で習う数学である。これを「正しい」として学ぶ。ここで誰もが疑問を感じるのは、(－2)×(－2)＝＋4になる部分だろう。マイナスとマイナスを掛け算するとプラスになってしまう。「これはなぜ?」となる。常識から外れているからである。つまり、マイナスを借金と置き換えると、借金×借金＝借金なし(貯金)みたいなイメージである。だが、これは先生が「正しい」として教えるので、それを信じ、計算するのである。「なぜ正しいのだろうか?」と考えた人はいるはずである。大部分は「先生が正しいと言うなら覚えるしかない」と覚えたのである。だが、これは「正しい」のである。その理由は、四則演算で「矛盾(反証)が出ない」からである。そこで既成概念は関係ないのである。それは、「例外(反証)が出ない事」を「正しい」とするからである。これを科学検証と呼ぶ。

①「ツボ」、「経絡」の科学検証

古典鍼灸で「なぜ『経絡』が必要だったか？」を考えてみよう。鍼治療の起源は、阿是穴治療から出発する。つまり、患部に鍼を刺し、その患部だけが治ることを期待した。それなら「経絡」は生まれない。「経絡」とは、鍼を刺した患部以外の遠位に効果があったので生まれたのである。簡単に言えば、その不思議さに理屈をつけたのである。

中医学では、「経絡」が全身に行きわたっており、「気血」を運行させ、五臓六腑、四肢を連絡し、上下内外をつなぎ、調節するとされる。つまり、「経絡」は、いつの間にか、重要な要素に変化するのである。そして、臓腑の病症は、「経絡」上に反映されやすいので、それは診断や治療に利用できるとした。『霊枢』の「経脈」編では、「経脈はよく生死を決し、百病を処し、虚実を調える、ゆえに不通とすべからず」と述べられている。そして、それを開通させることが治療になる。

「経絡」は、「経脈」と「絡脈」の総称である。「経脈」とは、身体の「上下に流れる縦の幹線」であり、「絡脈」の「絡」の意味は、「網」の意味で、「絡脈」は「経脈」の枝であり、比較的細く、全身を「網の目」のように縦横に走って分布しているとする。

中医学の「経絡」系統表：

- 経絡
  - 経脈
    - ［十二経脈］
      - ○手三陽経（陽明大腸経、少陽三焦経、太陽小腸経）
      - ○手三陰経（太陰肺経、太陰心経、厥陰心包経）
      - ○足三陽経（陽明胃経、少陽胆経、太陽膀胱経）
      - ○足三陰経（太陰脾経、太陰心経、厥陰心包経）
    - ［十二経別］
    - ［十二経筋］
    - ［十二皮部］
    - ［奇経八脈］任脈、督脈、衝脈、帯脈、陰維脈、陽維脈、陰蹻脈、陽蹻脈
  - 絡脈
    - 十五絡
    - 孫絡
    - 浮絡

前記は中医学の「経絡」系統表である。この中で「経脈」の中心は五臓六腑からつなが

る「十二経脈」である。ここに「奇経八脈」の「任脈」、「督脈」を加え、次に示す「十二経脈」流注が形成される。

「十二経脈」は、五臓六腑（臓：「肝」、「心」、「脾」、「肺」、「腎」、腑：「胆」、「小腸」、「三焦」、「胃」、「膀胱」、「大腸」）を起点とする「経脈」である。「十二経脈」にするために五臓では一臓たりない。そこで六臓にするために、架空の「心包」という一臓を追加している。六臓六腑の表裏は、「肝」――「胆」、「心」――「小腸」、「心包」――「三焦」、「脾」――「胃」、「肺」――「大腸」、「腎」――「膀胱」となる。

「奇経八脈」とは、「督脈」、「任脈」、「衝脈」、「帯脈」、「陰蹻《いんきょう》脈」、「陽蹻脈」、「陰維脈」、「陽維脈」である。「十二経脈」と違うところは、「臓腑とつながりがなく、『任脈』、『督脈』以外にツボを持たない」ということである。つまり、「任脈」、「督脈」以外は、「十二経脈」のツボを利用し、別のルートを作るとしている。

中医学の鍼灸治療とは、主に「経脈」の縦のラインで治療する。

「なぜ、縦のラインで横のラインでは無かったのか？」

もう少し「十二経脈」を掘り下げてみよう。「経絡のツボ」とは、体表近くに現れ、鍼灸治療のできる点を結んだものである。しかし、臓腑は鍼が届かない体の内部にある。そこで「経絡」と臓腑をつなぐルートが必要になる。そこで考え出されたのが「内部流注」

である。良い例かどうか判らないが、伏流水のような考えであろう。山に降った雨が、地中に染み込み、山の麓の平地で突然湧き出す、そんな考えである。もちろん、「内部流注」とは、空想の産物である。その空想の産物の「内部流注」の循行には、最低の条件が決められている。その第一は表裏の臓腑をつなぐことである。つまり、「肺」――「大腸」、「脾」――「胃」、「心」――「小腸」、「腎」――「膀胱」、「心包」――「三焦」、「肝」――「胆」のつながりである。だが、それ以上に多くの臓腑とのつながりも示している。つまり、「内部流注」の複雑さは、「古典著者の重要な臓腑への思い入れで決まっている」と考えられる。その視点で「内部流注」を考察すると、古典著者が考える臓腑の重要性の度合いが分かる。

「内部流注」で一番複雑なのは「腎」である。つまり、最も重要視していたのである。「腎」は、表裏関係の「膀胱」とつながり、その他「心」、「肺」、「肝」とつながり、器官としては「舌」につながっている。次に重要視したのは、「脾」である。「脾」は、表裏関係の「胃」とつなげ、「心」と、さらに「舌根部」をつなげている。次に重要視したのは、「肝」である。表裏関係で「胆」とつなげ、「肺」とつなげ、さらに「目」から「頭頂部」で督脈とつなげている。つまり、五臓の扱いは、同等ではなく「腎」の扱いは、格別で、次に「脾」「肝」が重要視されているのである。

これは「経脈」の一部を説明したものだが、これが「十二経別」、「十二経筋」、「十二皮部」と続くのである。さらに、「経絡」のもう一つの要素の「絡脈」もある。「十二経脈」は、おのおの一本の絡脈をもち、「奇経八脈」の「任脈」、「督脈」が、おのおの一本の「絡脈」をもち、太陰脾経には、一本「大絡」と言う「絡脈」を持つので、計十五本の「絡脈」があるとされる。これを「十五絡」と言う。「十二正経」からは、「絡穴」から「絡脈」が出て、表裏関係にある「経脈」に向かって走行する。陰経は陽経へ、陽経は陰経へと向かい、表裏関係を強めている。「絡脈」には、その他に皮膚に浮き出した「浮絡」や、細かく切れ切れに見える「孫絡」がある。詳しくは成書を読んで欲しい。

読者に判って欲しいのは、経絡を「気血」が循環し体が滋養される仕組みとすると、これだけ複雑になるということである。

経絡学説の素晴らしい点は、「臨床結果に目を逸らさず、最大限にそれを投影した理論である」ということである。だが、この「複雑さ」は凡人の理解の域を超えている。

ここから、「経絡」の科学検証に移る。つまり、今まで説明してきた中に、「例外があるか？」である。その結論は、「一つの矛盾もない」である。つまり「経絡は科学的に正しい」のである。そこには、巧妙な仕掛けがある。つまり、すべての矛盾点が、「内部流注」など「架空の線」の追加で解消されているのである。まさに、仮説の上に仮説を作る行為である。この救済措置で「経絡」は、科学の視点で否定されないのである。実を言うと、このやり方が全ての中医学の学説で行われ、全ての学説は、「科学的に正しい」のである。しかし、この操作が中医学の「難解さ」を招くのである。

「この科学的に正しいが難解な学説は、どんな結末になるのだろう？」

その結果もすでに多くの歴史の中で分かっている。

「それは、単純な学説の登場で使用されなくなる」ということである。つまり、仮説に仮説を重ね例外がない学説を作っても、その使いづらさで自然消滅してしまうのである。つまり、今、中医学の多くの学説、また中医学自身がすでに消滅の危機にさらされていることになる。

２「ツボ」、「経絡」の概念の変更：「神経反射」

筆者は、「ツボ」を「内臓――体性反射」（内臓の異常が横紋筋に「神経反射」する）で発生した筋肉拘縮とし、その「ツボ」を結んだ線を「経絡」とする。

これを、科学検証して棄却してみよう。

神経学を理解するために生物の神経系の進化過程を確認しておく。生物の神経系は、生き延びるために外界の情報を体内に伝達し、それに反応し、危険を回避したり、食物を得たりする必要があったことから発生したと推定される。イソギンチャクのような原始生物では、脳のような中枢神経系は存在せず、キャッチした情報を伝え、反射するだけの「散在神経系」を形成している。さらに、昆虫、エビ、カニのような節足動物に進化すると、各体節に小さな脳を持ち、頭はその中の一つのやや大きいもので、それらが、はしご状につながる「はしご状神経系」を持った。この種の生物は、頭を失っても死ぬことはなく、他の脳がその代行をする。さらに生物が進化し、魚類、両生類、爬虫類、哺乳類（人類を含む）になると、脊椎を持つ「管状神経系」を持つようになる。脳への神経機能が集中することで「中枢」を持ち、脳の機能の損傷が致命傷となった。脳の機能は細分化し、各生物の種によって差が見られる。両生類、爬虫類は中脳を発達させ、姿勢保持をスムーズにし、鳥類は小脳を発達させ、体の平衡と運動の微調整をスムーズにし、哺乳類は「考える脳」である大脳皮質を作り、本能を司る脳幹（間脳）を覆うことになる。

人類は、特に「考える脳」である大脳皮質を著しく大きくし、他の哺乳類に追従を許さない状態を作った。つまり、「人体は古くからの動物の持つ本能の基づく自律神経が支配する脳幹部分を、新しく獲得した考える脳の大脳皮質で覆う形で作られている」ということになる。簡単な言い方をすれば、「人体とは、発達した大脳皮質という考える脳のヘルメットをかぶり、体の表面、特に手足に感度の良いスーツを纏い、その体内部（中医学で言う五臓六腑）には、まだ生物本来の本能に満ちた自律神経が支配する自律脳（大脳辺縁系や間脳など）支配の部分を残している」そんな構造を持っていることになる。

この神経系の背景のもとに、「ツボ」と筋肉の関係について考えてみよう。

「体内部の内臓は、進化前から持つ不随意（反射が関与）で動く自律神経支配の平滑筋が支配する領域であり、体表面近くの随意（自分の意思で動く）の横紋筋（骨格筋）の領域は、進化後に発達した大脳皮質の支配となる」

このように我々は中学、高校で単純化して勉強してきた。これは正しいのだが、もう少し掘り下げて考えてみよう。それは、横紋筋のよく知られた随意運動の部分ではなく、不随意運動の部分である。

「身体の各部所から送られる求心性情報は運動中枢で統合される。その情報をもとに反射が起こり、遠心性情報としてフィードバックされる。その際、随意（意思による運動反射）の場合は、大脳皮質が優位に、不随意（反射による動き）の場合は、脊髄、脳幹が優位に、その動きを制御する」（『生理学　第2版』医歯薬出版より抜粋）

前記は、生理学の教科書からの抜粋である。そこには見落とされがちだが、横紋筋の不随意の「神経反射」起点が「脊髄や脳幹である」ことが明記されている。

「横紋筋の不随意の動きとは何か？」

そこで最も有名なのは動的反射である。その例は、熱いものを触ると、手を反射的に引っ込める逃避反射である。だが、「ツボ」を考える上で問題にするのは、静的反射の筋肉拘縮である。例えば、それは「寝違え」で考えると、朝起きると首が動かないなどである。これは寝ている間に、おそらく異常な体動で、首の筋繊維を傷つけ、それを守る「筋性防御」のため、筋肉拘縮が起こるのである。つまり、この「筋性防御」から起こる筋肉拘縮こそが、「ツボ」発生の起源であると考えるのはどうだろうか？

中医学で示される「経絡のツボ」は、ほぼ全て体表に近い横紋筋の上に存在する（一部は動脈を狙うなど例外がある）。

「では、どうして、内臓の異常が体表近くの横紋筋に『ツボ』を発生させるのだろうか？」

それを理解するには、虫垂炎の「筋性防御」の例が解りやすい。虫垂炎の初期では、上腹部に横紋筋の筋肉拘縮が見られ、その部分が痛くなる。徐々に虫垂炎が重篤になると、虫垂の上の横紋筋の筋肉拘縮と痛みとなる。つまり、虫垂の異常が、主に求心性に、自律神経線維を使い脊髄、脳幹で反射し、虫垂の上の横紋筋と、それ以外の横紋筋に筋肉拘縮を作る。しかし、一般の反射と違って、虫垂炎初期では、虫垂の上の横紋筋は潜在化していて、そこから離れた上腹部に横紋筋が顕在化する。これが不思議に見えるのである。これは、一カ所の内臓の異常が複数点に「神経反射」し、筋肉拘縮が作ることを示している。この虫垂炎の事象に違和感を覚えるのは、「傷を負うと、その場所が痛くなる」という当たり前の概念が崩れているからである。この概念の崩壊こそが、遠位に「ツボ」が発生する原理を考える上で大きな意味を持つ。

ここから、「ツボ」の発生の原理を次のように説明できる。

「一カ所の内臓の異常は、その内臓上の横紋筋に筋肉拘縮を作るだけでなく、別の場所の横紋筋にも筋肉拘縮を作る。内臓近位の筋肉拘縮は、一般に顕在化して痛みを発し、遠位の場所は一般に潜在化している」

そのイメージは、「湖面に投げた石の波紋のようなもの」と考えれば判りやすい。つまり、石に近接する水面の波は高く顕在化するが、そこから離れた場所の水面変化は、微弱になり潜在化する。

この考えが正しければ、「内臓の異常」から発生する「ツボ」は、生理学の「内臓—体性反射」で、最低、次の三つの「神経反射」が起こる可能性を示唆する。

(1) 脊髄反射

①臓器の上の横紋筋（脊髄神経前枝支配）に筋肉拘縮を作る。
②脊柱脇の横紋筋（脊髄神経後枝支配）に筋肉拘縮を作る。
⑵　脳幹での反射：手足の横紋筋（脊髄神経前枝支配）に筋肉拘縮を作る。

つまり、①が患部に近接するので、一般に阿是穴となり、②は、回旋筋、多裂筋、脊柱起立筋の「ツボ」（背部兪穴）になり、さらに⑵は「手足のツボ」となる。そして、それを結んだものが「経絡」となる。

ここで一つの大きな疑問が生じる。

「なぜ、遠位で反射が弱いはずの『手足のツボ』が、中医学では重視されるか？」

つまり、中医学の要穴（効果があり治療上重要なツボ）は、そのほとんどが肘、膝より先の部分に存在する「手足のツボ」である。これを説明する必要がある。

だが、その答えは、神経の分布特性から極めて簡単に説明できる。それは、手足は、先端に行けば行くほど、感覚神経の密集地帯だからである。つまり、同じ刺激で、手足は効果が高いのである。言い換えれば、「体にダメージを与えず、大きな効果が期待できる」となる。

つまり、「ツボ」を『内臓――体性反射』で発生した筋肉拘縮とし、その『ツボ』を結んだ線を『経絡』とする」の科学検証は、反証を見つけられず「棄却できない」となる。

③「ツボ」の刺激効果の科学検証

中医学では、「ツボ」刺激効果を「気血の滞りを治す」としている。つまり、「気血」と言う抽象的なものに帰着する。抽象的だと言って「正しくない」と否定できるものではないが、そこから議論が発展しない。そこで、筆者は、「鍼による『ツボ』刺激は、横紋筋刺激による『神経反射』で起こる筋肉拘縮の解除である」を提案する。では、これを科学検証して棄却してみよう。

「ツボ」発生と逆ルートの「神経反射」の存在は、生理学が二つのルートを示している（ここで軸索反射は議論しない）。

(1) 脊髄反射：体幹の横紋筋刺激では、脊髄への入力レベルと自律神経の脊髄からの出力レベルが同じレベルで起こる。

(2) 上脊髄反射：手足の横紋筋への刺激は、頸椎、腰椎にその刺激が入るが、背中のように自律神経節前ニューロンが存在せず、脳幹部まで行き、そこから自律神経を介して各臓器に反射を起こす。

前記の二つのルートを解説し、その後、「ツボ」刺激効果を解説する。

「なぜ、人体には前記の二つの『神経反射』機構が存在するのか？」

それは生物進化に由来する。人間を含む脊柱動物は、その生活圏を海から陸に変化させ、手足を急速に進化させた。つまり「手足は胴体より後に進化した」のである。その証拠が人体の神経系に残されている。それは「脊柱前の交感神経節と脊髄との関係」である。それは、体幹（胸椎一から腰椎二〜三）で、脊髄と節前線維が自律神経節前ニューロンで直接結ばれている。つまり、その交感神経は、内臓などの器官と直結し、脊髄反射で、それを直接制御できるのである。つまり、それは脳の支配を受けずに自律できたことを意味する。逆に言うと、後から進化した部分――手、足などは、自律神経節前ニューロンがなく、脊髄とのつながりが弱くなり、それが脳幹での上脊髄反射になる。つまり、手足と体幹部の「ツボ」は、別の「神経反射」経路であり、そこで「ツボ」の特性が全く違うとなる。その違いは反射範囲である。

⑴　「体幹のツボ」の鍼刺激は、脊髄反射が主で、その反射範囲が狭い。

(2)「手足のツボ」の鍼刺激は、上脊髄反射で、その反射範囲が広く、全身に及ぶ。

筆者が提案する「神経反射」が正しければ、「ツボ」刺激の効果の範囲は、前記のごとく、大きな差が認められることになる。

それは、鍼麻酔で裏付けられる。鍼麻酔は「手足のツボ」で成立し、「体幹のツボ」では成立しない。つまり、「体幹のツボ」は、その作用範囲が狭いのである。それに対して、上脊髄反射の「ツボ」は、反射範囲が全身に及ぶのである。

つまり、筆者が提案する「鍼による『ツボ』刺激は、横紋筋刺激による『神経反射』で起こる筋肉拘縮の解除である」は、科学検証で棄却できない。

4「手足のツボ」選択での中医学の優秀性

皮肉なことに「神経反射」の考えは、中医学の優秀性を明らかにする。西洋医学では「神経反射」を「面」でしか表せない。だが、中医学の経絡は「線」にまで落とし込んでいる。そして、それが特に優れているのは「手足のツボ」の上脊髄反射の部分である。その部分では、中医学の精度が西洋医学をはるかに凌いでいる。

つまり、肘から先、膝から先の「手足のツボ」は、「中医学の概念をそのまま使用すべきである」と判る。中医学では、そこに要穴を集中させている。例えば、「五行穴」は、手では肘まで、足では膝までにすべてのツボを集中させている。つまり、中医学では臨床経験から「『手足のツボ』が全身作用する」ことを知っており、その正確な分布図を作っているのである。つまり、中医学の要穴表は、西洋医学の「神経反射」の観点から見ても極めて優れており、「手足のツボ」の選択法の理解こそが、中医学の理解と言っても過言ではない。

5 中医学の弁証法：気血津液弁証の凄さ

中医学は弁証論治に基づき実施される。弁証とは診断のことであり、論治とは、適切な「ツボ」を選択し治療することである。具体的に言うと、弁証から「証」を決定し、そこから関連臓腑を決定し、関連経絡から「ツボ」を選択し、陰陽五行説を考慮し、「ツボの補瀉」を実施し、臓腑の調和を図る治療である。

中医学の弁証法の中心は臓腑弁証である。この科学検証は、多くの紙面を要するので、その結果から書くが、それは極めて優れた弁証法で「科学的に正しい」となる。しかし、その弁証法には大きな問題点がある。それは、当初から関連臓腑を一～二臓に絞り込む必要があることである。これが経験のない鍼灸師には極めて難解である。特に、成人アトピー性皮膚炎のように慢性化した難病では、その症状が多臓器に及び、一～二臓に絞ることが極めて難しい。つまり、この弁証法では、経絡を絞り込み過ぎて、取りこぼしが恐いのである。

それを解消できる弁証法は、気血津液弁証である。この弁証法は、気血津液学説を基に作られている。「気」異常の症状は、「気持ちの浮き沈み」に由来して出てくるような、例えば「やる気がない」とか、逆に「すごい興奮状態になる」とかである。これは「気の変調」によって起こるとする。「血」異常の症状は、「血の過不足」に由来して出てくるような、例えば、「貧血のように血が足りなさそう」とか、逆に、「内出血のように余分な血が集まる」とか、そのようなものは「血の変調」に由来しているとする。「津液」異常の症状は、「体の水の量」に関連して出てくるような、例えば「むくみ、鼻水、耳鳴り」などである。このように全ての症状を、「気」「血」「津液」のどれかの異常に分類できるとするものである。この科学検証は、読者自身が試すと判るが、特に慢性病で、すべての疾病の症状が矛盾なく分類できる。この学説は、中医学には珍しく、全く仮説の補正なく、「科学的に正しい」となる。この手法は、将来、西洋医学が、おそらく不定愁訴の分類などでたどり着く症状分類法になるはずである。
つまり、中医学の弁証の中心を気血津液弁証にするのが、特に慢性疾患では妥当となる。この弁証法は、基本的弁証と呼ばれ、体の「気」「血」「津液」のバランスを調べるだけなので、関連臓腑を三〜四臓腑と、それほど絞りこめないのである。逆に言えば、この弁証は取りこぼしが少なくなるのである。つまり、この弁証法は、成人アトピー性皮膚炎の弁証に最適と言える。

〈気血津液弁証と関連臓腑の一覧〉

【気病】

＊「気虚」：（関連臓腑：「腎」、「脾」、「肺」、「心」）
「証」：脾気虚、心脾両虚、脾胃虚弱、肺腎気虚、肺気虚、腎気虚、気陰両虚

＊「気滞」：（関連臓腑：「肝」、「脾」、「腎」）
「証」：肝鬱、鬱熱、肝火、肝陽の亢進、陰虚陽亢

【血病】

＊「血虚」：（関連臓腑：「肝」、「脾」）
「証」：血虚、肝血虚

＊「瘀血」：（関連臓腑：「肝」、「脾」、「腎」）
「証」：瘀血

【津液病】

＊「痰濁、痰湿」：（関連臓腑：「肺」、「三焦」、「脾」、「腎」）
「証」：痰濁、痰湿、痰飲、寒湿、寒飲、痰熱、痰火、湿熱

6 陰陽五行説の科学検証

陰陽五行説は、中医学の中で最も重要な学説である。この学説を無視して中医学は成立しない。それは、「五臓六腑の調和により疾病を治癒する」とするものである。この学説は、中国古代哲学（宇宙宗教）を医療にあてはめたもので、そこには当然、無理がある。それを補正するのが臓腑学説（正式には臓象学説）である。だが、どう補正しても無理がある。それは中医学の臓腑学説で、自ら暴露している。そこで示されるのは、五臓の中心は、「腎」（先天の精）であり、「脾」（後天の精）であるということである。つまり、「腎」と「脾」を中心とした陰陽五行説が妥当であるということである。つまり、典型的な陰陽五行説の木（「肝」）、火（「心」）、土（「脾」）、金（「肺」）、水（「腎」）で形成される綺麗な

五角形の相生、相克関係の相互間の線の太さは同一ではないのである。つまり、陰陽五行説は、「科学的に間違っている」となる。だが、この陰陽五行説は、二千年以上も臨床に使用されているということは、「確実に真理が含まれている」ことを示しているとも言える。この点を考慮すると、現実的には公式として使用せず、限定使用するのが望ましいとなる。しかし、この学説は、違った視点でとてつもなく優秀である。この学説は、今、現代の生理学がやっとその重要性に気付き始めた臓腑間の相互作用を、二千年以上前から実施すべきと、提言しているのである。つまり、この先進性を無視して鍼灸治療をしてはいけないのである。

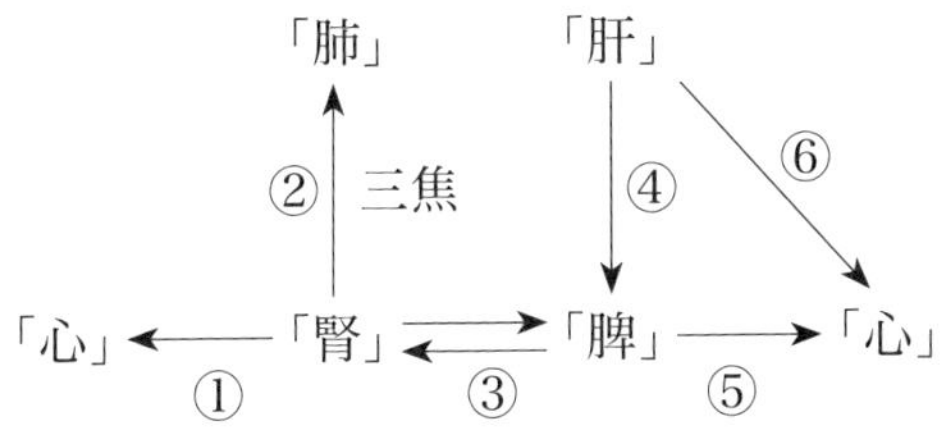

　そこで筆者は、臨床において、陰陽五行説図の正確な五角形に囚われず、気血津液弁証からの関連臓腑を導ける図を用いている。それが中医学での二臓が関与する生理作用をまとめた図である。これは、従来の陰陽五行説の五角形ではなく、五臓の中で最も重要な臓を「腎」（先天の精）と「脾」（後天の精）とし、組み直したものである。おおまかに①体温調節、②呼吸・津液異常調節、③「先天」と「後天」の相互関係、④消化活動、⑤⑥精神活動となる。

使い方の例を示す。筆者の経験では、成人アトピー性皮膚炎の場合は、ほとんどのケースで、その気血津液弁証は②「津液異常」となる。「津液異常」ならば、「腎」は「水の下限」、「肺」は「水の上限」、図では「肺――三焦――腎ライン」を形成し、それに「脾」を加えれば関連臓腑を網羅できる。つまり、四臓腑が選択される。

7 中医学の「ツボ」の「補瀉」の変更

中医学は陰陽五行説を基本理念に置いているので、「ツボの補瀉」で必須である。つまり、疾病は五臓六腑の「八綱」(表裏、寒熱、虚実、陰陽)からのズレで起こり、それを、「ツボの補瀉」の手技で、元に戻すことが、治療の原則になっている。つまり、「ツボの補瀉」を無視すれば、中医学自体を無視することになる。しかし、ここで大きな問題に突き当たる。それは、中医学の「補瀉」は、一~二臓腑までしか示していない。気血津液弁証から求められる関連臓腑は三~四臓腑となり、三~四臓腑の同時「補瀉」の概念がないのである。

そこで、筆者は多臓腑の適正な同時「補瀉」の方法の開発に迫られた。そのヒントを与えたのが、芹沢勝助先生の教えである。それは「鍼灸治療の本質は、『快』を求めるものである」という言葉である。つまり、「患者に最高に気持ちの良い状態を作り上げた時、適正な『補瀉』ができる」というものである。これは、多くの臨床に当たる鍼灸師なら、その体験からすでに実施し、同意するものと信じる。

この教えから筆者は、「患者に『鍼のヒビキ』を与え、それが最高に『快』に感じる点を、適正な『補瀉』ができている」とする。つまり、これは「『ツボの補瀉』を、鍼灸師が決めるのではなく、患者が決める」という発想の転換である。

8 中医学が教える「痛点」刺激の重要性

中医学には「五臓に応じる鍼」というものが存在し、特に成人アトピー性皮膚炎に関わる「免疫アップ」の「肺経」への鍼は、「半刺」と呼ばれ、「浅く、痛く、速刺速抜」を指示している。そうでなくとも、手足には「痛点」が多く、「快」を感じるには程遠い。筆者は、成人アトピー性皮膚炎には、この「痛点」刺激が必要と考えている。「痛点」刺激は、大脳皮質経由で強烈な刺激を脳幹の自律神経系に伝えると考えられる。中医学が手足に要穴を集中させたのは、この「痛点」刺激の有効性を意識していることは間違いない。特に「免疫アップ」のツボ刺激は、「鍼のヒビキ」を取らず、痛い鍼でも、患者が耐えられ、置鍼で痛みを感じなくなれば、正しい刺し方と考える。つまり、大脳皮質で痛みの補正ができれば、それは侵害刺激にならないという考え方である。

9 多本数鍼穿刺と適正刺激量

筆者は、筆者の提案する鍼灸治療に多本数鍼穿刺（一回の治療当たり100本程度を目標とする）を採用する。その根底には「患者にできるだけ多くの傷をつけ、体の反発力で治癒に導く」という考えがある。

古い人体の概念は、「人体は弱いので病気になる」である。いや最近まで、人体は極めて脆弱に見えた。小児の死亡率は高く、感染病で元気な人が急死するとか、多くの不治の病とか、それらを目の当たりにした昔の医師は「人体は脆弱である」と結論した。だが、現代医学は全くそれを否定している。現代の人体生理の概念は、「人体は強いがその強さを活かしきれず病気になる」と変化したのである。

つまり、鍼治療の概念も「体にダメージを与えず治癒させる」から、「体にダメージを与え反発力で治癒させる」に変化させる必要がある。この考えに基づき、筆者の鍼治療の基本は多本数鍼穿刺という形態をとっている。だが、筆者の多本数主義も実際は強刺激と言える状態ではない。その理由は、現代の鍼と鍼灸古典の鍼の太さの差である。注射針20G（径0・90㎜）を古典の鍼と仮定し、鍼治療の3番鍼（径0・20㎜）を比較すると4・5倍の径の差がある。断面積で4・5×4・5＝20・25倍と計算される。つまり3番鍼を約20本束ねた刺激が注射針1本分になる。古典の鍼は、間違いなく注射針20Gより太い。つまり、現在の3番鍼の100本が5本の鍼灸古典の鍼以下の刺激となる。つまり、一回の治療当たり100本程度を目標とする筆者の治療も多本数と言えないものかも知れない。

筆者は、適正な鍼刺激量の目安を決めている。それは「鍼あたり」（鍼治療により、当日、翌日に疲れることで、鍼のやりすぎとして、よくないものとされる）を利用するものである。

適正な刺激量を「翌日に少し疲れる程度」とし、全く疲れないのは「過少刺激」、翌々日に疲れが残るのは「過剰刺激」とする目安としている。ただ、これは目安であり、あくまでも患者と話し合い、患者がその疲れに「快」を感じるならそれもよく、全て患者が望む程度としている。

多本数穿刺の「補瀉」のやり方は、「鍼のヒビキ」を用い「患者が最も気持ちの良い状態を作ることで、適正な『補瀉』ができている」としていることは、すでに述べた。それを得るために筆者は、捻鍼などの手技は原則として取らない。鍼の穿刺法は特別な場合を除いて直刺である。そして、全てのツボで「鍼のヒビキ」を取ることを心がける。その状態で低周波治療器（パルス）で電気を流し、気持ちが良ければその強さを上げ、気持ちが悪ければパルスを実施しない。それでも「鍼のヒビキ」が強すぎる場合は、鍼の番数を下げる。すなわち、重要なのは患者の「快」のみである。

蛇足だが、筆者が古典の手技をしないのには別の理由がある。人生１００年時代を迎え、長い間鍼治療を受ける可能性があるからだ。鍼を強烈に回転し、雀啄などの物理的手技は、筋繊維に対するダメージになる可能性がある。その手技の代わりにパルスを用いる。筋肉は活動電位で動くので、電気を流し動かすことは極めて生理的である。

⑩ 中医学が教える「脈診」の重要性

鍼灸師の中には、「脈診」をしない人がいる。それは、あまりにも「脈診」が詳細に規定され、「絶対に無理だ」と、はじめから使用しないのである。それは、勿体ない行為である。それは、確実で最も簡単で有効な診察法であるからである。

筆者は、「脈診」を簡素化し、積極的に用いている。これを中心に診断が成立していると言っても過言ではない。

中医学では、その診察法に「四診」がある。「四診」とは、「望診」、「聞診」、「問診」、「切診」（「脈診」）のことである。「望診」とは、全身、顔色、舌（舌質と舌苔）を診ることであり、「聞診」は呼吸音や口臭などを感じとり、「問診」は患者への現病歴、既往歴や、熱、汗、疼痛、睡眠、二便の状況などを診ることである。ここまでは、概ね各鍼灸師は方法が違っても実施する。しかし、「脈診」は実施しないことが多い。それは難解だからである。

「脈診って何を観察しているの？」

これが分からなければ、「脈診」の意味がない。

この答えは、間違いなく「自律神経の状態」の観察である。それは、血管（動脈）の構造から解る。動脈は、その表面に自律神経（交感神経）が絡みつき、その太さを調整し、血圧をコントロールする。つまり、脈診とは、第一に「自律神経の状態」を診るのである。

しかし、脈の変化は、単に血管の状態だけではない。それは「血管周囲の体組織の状況」や「血管の弾力」などの影響を受ける。つまり、「脈診」は、「心臓の拍動」「自律神経の状態」「血管周囲の体組織の状況」「血管の弾力」などの合算となる。

「脈と患者の疾病の関係は？」

中医学では、それを三部九候（三部は部位、九候は浮、中、沈から疾病推測）で測定し、7表、8裏、9道（脈の種類）として詳細に観察できるとする。つまり脈の種類は7＋8＋9＝24種があると言うのだ。しかし、それを筆者は理解できない。それは、おそらく長い経験と才能が必要なのだろう。つまり、筆者の実力不足で、このままでは科学検証ができない。そこで、筆者は独自の「脈診」を考案した。それは、気血津液弁証が最低限できるまでに簡略化することである。

その「脈診」で、筆者の鍼灸院に来院した全患者（延べ人数数千人以上）（約十五年間のデータ）で調べてみた。

【簡略化した〈脈形〉と〈部位〉】

〈脈形〉

	（実）	（虚）
「気」	「弦」	「弱」
「血」	「渋」	「弱」
「津液」	「滑」	「弱」

〈部位〉

＊左手	＊右手	＊位置
「寸」＝「心」	「寸」＝「肺」	橈骨茎状突起より指一本親指側
「関」＝「肝」	「関」＝「脾」	橈骨茎状突起の上
「尺」＝「腎」	「尺」＝「三焦」	橈骨茎状突起より指一本肘側

【「脈診」の実施法】

鍼灸師は、患者と向き合い、施術者の「人差し指」＝「寸」、「中指」＝「関」、「薬指」＝「尺」で、両手で脈を取る。「関」を基本の脈とする。その理由は、後ろに骨があり脈形を容易に測定できるからである。一方、「寸」「尺」脈は、動脈の後ろに骨が無いため測定しづらく、一般に「関」のおよそ五～七割程度に感じる。これを「正常」とする。そして、基本〈脈形〉を、「気」＝「弦」、「血」＝「渋」、「津液」＝「滑」とする。

「脈診」の重視ポイントは、「寸」「尺」と「関」の差を観察することである。骨の上で測定できる「関」脈と、後ろに骨のない「寸」「尺」脈の差は、「血管周囲の体組織の状況」「血管の弾力」の総和で決まるので、この差が大きい場合は、「津液異常」の可能性を示唆するのである。つまり、基本脈が「滑」で、「関」に比較し「寸」「尺」が弱くなると「津液異常」となる。また、実際の臨床では「弦」脈を「気」の上昇、「気滞」と直結させないことを意識した。それは「心臓の拍動」の問題で、心臓の持病との関係もある。

また、中医学の「脈診」では、前記の〈部位〉で示したごとく、脈測定位置と関連臓腑との関係が決められている。その分配が正しいのか？　も考えてみた。この件については、無条件に「正しい」とした。その理由は、右手で「寸」＝肺、「尺」＝三焦（腎）、左手で「寸」＝心、「尺」＝腎は、「肺」は「水の上限」、「腎」は「水の下限」、「三焦」は「全身の水の統括」である。「心」の水との関係は、西洋医学でも、心疾患と体の「水分量の関係」は明確である。すべて「津液」の関連である。そこで、関連臓腑との分配が問題ないとした。

【試験結果】（約十五年間のデータから読み取れるもの）

(1)　「基本の脈形」は、正常脈＝「平」、「気」＝「弦」、「血」＝「渋」、「津液」＝「滑」は、気血津液弁証とほぼ一致し、この分配に齟齬はない。

(2)　「基本の脈形」の「正常」＝「平」は正しい。しかし、「弦」「滑」の脈でも、それは、その人の脈の特性であり、あまり「弦」＝「気の上昇」とか「滑」＝「津液の異常」とか、固執する必要はない。例えば、心臓に持病がある患者は、脈は「弦」

になる。これを「平」にすることはできない。それが、その患者の脈の特性である。重要なことは、この患者が継続治療で、「やや弦」と変化し、より「平」に近づいているかで、治療効果が判断できる。つまり、正常が「平」であるべき、という固定概念は捨てないといけない。

(3)

「脈診」の特に優れているところは、「津液異常」の確認である。それは、「脈形」の「滑」、さらに「関」と「寸」「尺」の差を観察することで確実になる。この差が大きい時、「津液異常」が確定される。この「津液異常」は、難病の慢性患者で頻繁に見られ、その治療効果は「脈診」と直結するので、極めて有効である。

【結論】

「脈診」の最大の利点は、治療効果を見るための継続測定である。一回の「脈診」で患者の病状を判断するのは誤診を招く可能性が高い。例えば成人アトピー性皮膚炎は、ほぼ全ての患者で「津液異常」の「痰湿」を観察できる。つまり、「基本の脈」の特徴は「滑」が多く、一様の「関」に比較し、「寸」「尺」の脈が弱いのが特徴である。つまり、継続測定で、「滑」脈が「平」に近づき、「寸」「尺」が強くなり、「関」脈に近づくと、疾病は明らかに改善していることになる。

11 中医学の科学検証結果の総括

中医学のすべての学説の科学検証の結果は、その矛盾に仮説が導入されているので、全ての学説で「科学的に正しい」となる。しかし、仮説を導入した学説は、複雑化し、新しい学説を導入した方が簡素化する。

ここに、そのまま使用する方が良い学説、変更した方が良い学説、新しい学説を導入した方が良い学説をまとめた。

(1) 「ツボ」「経絡」の概念変更：「ツボ」を「内臓——体性反射」で発生した筋肉拘縮とし、それを結んだ線を「経絡」とする。

(2) 「ツボ」刺激の効果の概念変更：その効果は「体性——内臓反射」で起こるとする。そこから「ツボ」の特性が明確化される。

①「体幹のツボ」：脊髄反射で反射範囲が狭い。

②「手足のツボ」：上脊髄反射で反射範囲が広く、複雑で、全身に及ぶ。

(3) 「手足のツボ」選択は、中医学の概念に優秀性がある。

(4) 中医学の弁証法は気血津液弁証を中心にする方が良い。関連臓腑は三〜四臓腑ぐらいの絞り込みで良い。臓腑弁証のように一～二臓腑にあえて絞り込まない方が良い。これが、関連臓腑の取りこぼしを防ぐ。

⑸　中医学の基礎概念の陰陽五行説は、中国古代哲学に臓腑を当てはめたもので、科学検証で「正しい」とするには無理があり、公式にして使用しない方が良い。しかし、この学説は、臓腑の相互関係による調和を論ずる先進性から重要視すべきである。

⑹　陰陽五行説の実現は、「ツボの補瀉」で実現できる。だが、三～四臓腑の同時「補瀉」は、中医学では示されない。そこで、「患者の『快』を持って、適正な『補瀉』ができた」とする新しい説を提案する。

⑺　中医学の概念は、「人体は弱いので病気になる」であるが、その概念は捨てた方が良い。現代の生理学は、「人体は強いが、その強さを活かしきれず病気になる」である。そこで、鍼灸治療は「体に傷をつけ反発力で治す」に変化させなければならない。そこで、鍼は多本数穿刺で実施されなければならない。

⑻　「脈診」は、気血津液弁証の助けになり、簡素化し、必ず実施されなければならない。「脈診」の本当の意味は、「継続測定による鍼灸の効果の確認である」と理解すると良い。

第六章　温香堂鍼灸：特殊手技の開発

成人アトピー性皮膚炎の鍼灸治療は二つの要素から成り立つ。それは第一目標の「脊柱の歪み」の調整と、第二目標の「細胞免疫」の賦活である（第四章参照）。前章で後者の「細胞免疫」賦活の有効な「ツボ」選択のために、中医学の科学検証を実施した。

この章では、具体的に、どのような手技、手法を用い、それを実現するかを示す。温香堂鍼灸では、前者を「骨格系」とし、後者を「臓腑系」（内臓系、中医学の五臓六腑）とし、その手技、手法を分けている。

1 「骨格系」の特殊穿刺法

温香堂鍼灸は「骨格系」の診断、治療に四つの独自の治療法を持っている。

(1)（伏臥位）回旋筋多裂筋穿刺法

(2) (伏臥位) 下項線穿刺法
(3) (座位) 首三線法
(4) (座位) 脊柱矯正法

【解説】

(1) (伏臥位) 回旋筋多裂筋穿刺法

手技の手法は説明済みである。しかし、ここでその理論を説明する。

この手技の実施で、二つの疾病の診断ができる。一つは、「脊柱の歪み」の判定であり、もう一つは、「臓腑系」つまり、「内臓の異常」の判断である。

では、実際の成人アトピー性皮膚炎での回旋筋多裂筋穿刺法の実施の結果でそれを見てみよう。この手技の実施で、すべて患者は、脊柱脇で「鍼のヒビキ」の強弱はあるものの、それを感じる。しかし、その患者のすべてが「脊柱の歪み」と考えてはいけない。それは「脊柱の歪み」と脊髄神経後枝反射から来る「臓腑系」由来のどちらかである。それが同じ「鍼のヒビキ」として現れるのである。しかし、同じように見える「鍼のヒビキ」には、わずかな差が存在する。その差を読み取らなければならない。それは、その発生の原理の違いから起こるもので、少しの経験を積めば読み取れる。「脊柱の歪み」は、それを支える回旋筋や多裂筋に、直接、筋肉拘縮を起こし、そこに鍼を刺入することで「鍼のヒビキ」が起こる。それに対し「臟腑系」の場合は、脊髄神経後枝反射の筋肉拘縮で、そこに鍼が刺入され「鍼のヒビキ」が起こる。つまり、前者は直接的、後者は間接的である。これを判別するには、低周波治療器（パルス）を弱く入れることである。前者はパルスを強めても「快」を得るが、後者は「快」が得られない。後者の一部は、一度「快」を得たと言うが、パルスを若干強めると、不快感を示す。またこの操作をしなくても、問診で大まかな見当はつく。若いうちから肩コリ、腰痛があった。マッサージで揉みかえしが来る。これは「脊柱の歪み」の典型例である。マッサージでの揉み返しは、筋肉拘縮が深い位置にあるため、その上の筋肉を痛めつけてしまうのである。

蛇足になるが、この手技は診断と同時に治療になる。つまり、この手技で「脊柱の歪み」矯正と「内臓の異常」の治療になる。

⑵（伏臥位）下項線穿刺法

下項線穿刺法は独自の手法ではない。中医学の「頚叢刺法」の変法である。その「ツボ」を「天柱」、「風池」、「完骨」の６点とし、鍼を深く刺す手技である。この目的は、この部分で深層筋（後頭下筋群など）が後頭骨と付着するからである。この刺し方は、孔雀の羽のように綺麗に、ある程度の深さを持って刺入する必要がある。この際も快い「鍼のヒビキ」を患者と確認しあうことが肝要である。

⑶（座位）首三線法

この治療法は、温香堂独自の穿刺法である。これは首、肩の治療を一気に行う手技である。この手技の優れたところは、脳神経の一部、頚神経叢、腕神経叢を一気に治療できることである。また、この手法に僧帽筋の穿刺を加えると、気胸の危険性を回避できる。つまり、肩甲挙筋や僧帽筋が上項線や下項線に付着するので、この手法を先に導入すると、気胸が起こりやすい肩の筋肉（肩甲挙筋、僧帽筋など）のコリが浮き出し、深く刺さないで治療できる。

首三線法の三線とは、頚椎棘突起から0度（一線）、45度線（二線）、90度線（三線）としたイメージの線を描き治療するものである。この手法は三線から実施する。三線は頚椎棘突起を中心にして90度をイメージした線で、「経絡」で言えば「三焦経」に沿っている。乳様突起下の肩甲挙筋起始部（「天牖」付近）から、頚椎横突起に沿い、椎骨動脈狙いで頚椎五付近まで鍼（一般に1〜2番鍼で4本）を穿刺する（ここで肩コリを治療するなら、スジになって残る肩甲挙筋や僧帽筋に浅く細い鍼〈1〜2番鍼〉を数本刺し、軽い運動鍼を実施する)。

次に第一線(頚椎脇5分)を治療する。その始点は大、小後頭直筋の間(天柱)とする。これは回旋筋と多裂筋狙いで回旋筋多裂筋穿刺法の一部と考えて良い。第二線は、頚椎棘突起を中心として45度の線である。これは、頭板状筋、頚板状筋狙いで、その始点を後頭三角とする。この治療で用いる鍼は、特別な場合を除き1番~2番の細い鍼を使用し、「鍼のヒビキ」を取り、患者の「快」を指標に鍼を打ち進める。この手技は座位で行うため、血圧低下により意識を失い転倒する恐れがあるので注意しなければならない。この方法で一番安全な打ち方は、第三線の肩甲挙筋起始部からの鍼治療となる。ここから下に鍼を打ち進めて、気持ちの良い「鍼のヒビキ」が得られる人は、「首三線法」が最後まで実施できる可能性が高い。ここで気持ちが悪くなる人は、この方法を即座に断念する。

⑷(座位)脊柱矯正法

座位で頚椎五番以下の棘突起間の外方5分で実施する。患者の脊柱棘突起を指でなぞり、曲がり具合を調べる。座位では「脊柱の歪み」が明確になる。腹臥位での回旋筋多裂筋穿刺法の「鍼のヒビキ」を参考にする。この手技では「物理的な歪み」が参考になるが、あまり歪みがない部分でも強い「鍼のヒビキ」があることがあるので、その都度、患者に確認する。鍼の刺し方は、棘突起間の外方5分、「脊柱の歪み」の「弦」サイドから曲がりの部分に刺すのが原則になる。もっとも重要なことは、患者が「鍼のヒビキ」に「快」を感じることである。絶対に無理をしてはいけない。そのためには患者との緊密なやりとりが重要である。そして、最後に自分の指で脊柱棘突起をなぞり、「脊柱の歪み」の矯正がなされていることを確認する。

2「臓腑系」の特殊手法

温香堂鍼灸には、「臓腑系」に対する特殊手技がない。そこで特殊手法と書かせてもらった。この特殊手法とは、温香堂独自の「ツボ」選択の仮説である。それは二つ存在する。一つは「脊髄神経後枝反射仮説」というもので、これは「背中のツボ」選択に使用する。もう一つは、中医学の「手足のツボ」の選択法である。それが「手足のツボ」の「部位別効果表」である。

(1)「脊髄神経後枝反射仮説」

「すべての人体の臓器、器官は、その障害を横紋筋に『神経反射』し、筋肉拘縮を作る。

その反射位置は、人間を四つ足歩行の姿勢にして、その臓器、器官のほぼ垂直位置の背中の脊髄神経後枝支配の横紋筋である」

胸椎一〜腰椎二は、自律神経節前ニューロンが存在し、内臓と脊髄神経後枝反射が正確である。筆者の回旋筋多裂筋穿刺法では、おおよその反射位置は次のようになる（あくまでも筆者の臨床経験から導いたものである）。

肺：胸椎一〜胸椎三（脊柱の両サイド）
心臓：胸椎四〜胸椎六（脊柱の左サイド）
胆嚢：胸椎四〜胸椎七（脊柱の右サイド）
肝臓：胸椎七〜胸椎九（脊柱の両サイド）
消化器一般：胸椎八〜腰椎一（脊柱の両サイド）
生殖器（子宮などを含む）：（胸椎十二〜腰椎二）
腎臓：腰椎二（脊柱の両サイド）

この考えを、自律神経節前ニューロンの存在しない、首、腰、お尻に拡大したものが「脊髄神経後枝反射仮説」である。この部分は、直接脊髄との自律神経の連絡路がないので、脳幹がその反射を担う。しかし、それでも自律神経節前ニューロンが存在する場合と同様に背中に反射するという仮説である。なぜ、この仮説を提案したかというと、この仮説が正しいとすると、奇穴や他の流派の「特効ツボ」の多くが矛盾なく説明できる。例えば、「経絡のツボ」の「大腸兪」「小腸兪」や「婦人科の治療に用いる仙骨上のツボ」、「咳止めのツボ」の奇穴の「定喘（頚椎七脊柱脇）」も説明できる。この仮説は「ツボ選択」に迷う難病治療のために考え出された概念である。ちなみに、成人アトピー性皮膚炎の治療に使う下項線穿刺法の「天柱」、「風池」、「完骨」がワルダイル喉頭輪の後ろにあたり、免疫アップの「ツボ」となる。

(2)「手足のツボ」の「部位別効果表」

「手足のツボ」は、上脊髄反射であるので、その反射部位は全身に及び複雑で、中医学の概念を使う。しかし、実際の「ツボの選択法」はまだ述べていない。

実際の臨床では、一般に要穴表から経験で選ぶことになる。また、「ツボ」を圧迫して、筋肉拘縮を顕在化する方法が取られる。しかし、ある程度、手足の部位別の効果を分類しておいた方が「手足のツボ」を選択しやすい。それには、中医学の「経絡」の「線」を西洋医学の「面」に戻す作業をすると良い。

ここに、中医学の大家李世珍先生が示す『臨床経穴学』(東洋学術出版社)の「手足の経絡」の効果一覧からの引用を示す。

〈手の三陰三陽〉

「三陰」

①「肺経」：呼吸器系疾患(胸、喉、気管、鼻、肺、肺衛および肺と関係のある病証)

②「心経」：循環器系疾患と神志病(心、胸、舌および精神・情志の病、心と関係のある病証)

③「心包経」：循環器系疾患と神志病(心包、心、胸、脇、胃および精神・情志の病)

*神志病：精神の病気

「三陽」

①「大腸経」：頭顔面部、目、耳、口、歯、鼻、喉および熱性病と全身の体表の病

②「小腸経」：頭頂部、耳、目、喉、耳下腺、胸脇および熱性病

③「三焦経」：側頭部、耳、目、喉および熱性病、神志病

〈足の三陰三陽〉

「三陰」

①「脾経」：消化器系、生殖器系、泌尿器系（臍腹、脾、胃、腸および血症）
②「腎経」：生殖器系、泌尿器系、脳髄と骨格に由来する病（腰、少腹部、咽喉、耳、歯、目および精神疾患、腎と関係のある病証）
③「肝経」：精神・情志病、精神系疾患（側腹部、脇肋部、少腹部、肝、胆、陰器、頭項部、目の疾患および肝と関係のある病証）

「三陽」

①「胃経」：消化器系疾患（頭額、面頬、口、歯、鼻、咽頭、胃、腸および熱性病、精神疾患、胃と関係のある病証）
②「膀胱経」：頭項部、鼻、目、腰背部、肛門および熱性病、精神疾患
③「胆経」：側頭部、耳、鼻、目、胆、脇肋部および熱性病

前記が「経絡」の効果範囲を示す表である。この表は、よくまとまっているが、筆者は臨床で用いることができない。その理由は、「効能範囲が広過ぎる」のである。ここで、この表をよく観察してみよう。近接する「経絡」に「効果の重複」が見られる。そこで

「経絡」の「表裏」を無視してまとめ直してみよう。その作業は、煩雑であるので、結果のみを掲載する(別の著書で詳細に報告する)。

〈手(肘先)のツボ〉

①腕のツボ(橈骨側):免疫アップ

②腕のツボ(尺骨側と中央〈内側〉):気を静め、心臓病に効く

③腕のツボ(尺骨側と中央〈外側〉):津液の異常の調整

〈足(膝下から足末端まで)〉

①膝下直下(脛骨周囲):胃腸病(外側:急性病、内側:慢性病)

②内くるぶし付近:生殖器、泌尿器、脳髄と骨格に由来する病

③足の甲:頭部に反射し、頭痛、精神的な疾病

④外くるぶし付近:反射が複雑でツボごとに判断する必要あり

ここまで簡素化すると臨床に使える。例えば、ここから成人アトピー性皮膚炎治療に使用できそうな「経絡」と「ツボ」を拾い上げると次のようになる。筆者が重要と思う順に独断で番号を振ってみた。

①「手の肺経、大腸経」免疫アップ
　代表ツボ：（肺経）「尺沢」「魚際」（大腸経）「合谷」「曲沢」
②「手の三焦経、小腸経」津液の調整
　代表ツボ：（三焦経）「外関」（大腸経）「養老」
③「足の脾経、腎経」（うちくるぶし付近）生殖器、泌尿器、遺伝
　代表ツボ：（脾経）「三陰交」（腎経）「太渓」「復溜」「築濱」
④「足の脾経、胃経」（ひざ下直下）消化器全般
　代表ツボ：（脾経）「陰陵泉」（胃経）「足三里」「豊隆」
⑤「足の肝経、胃経、胆経」（足の甲）頭部に反射し頭痛、精神的な疾病
　代表ツボ：（肝経）「太衝」（胃経）「陥谷」（胆経）「地五会」
⑥「手の心経、心包経」気を静める
　代表ツボ：（心包経）「内関」「郄門」

第七章　灸治療による変性タンパクの導入

成人アトピー性皮膚炎に灸治療は必須である。体を熱にさらすとＨＳＰ（ヒートショックプロテイン）が作られ「細胞免疫」が上昇することは知られている。しかし、これより強力に「細胞免疫」を上昇させる方法は、「体に火傷を作り、変性タンパクを導入すること」である。これは自己の体の一部のタンパク変性であるため抗原提示には至らず、成人アトピー性皮膚炎の原因の「液性免疫」を動かさない。つまり、灸治療は、この疾患の治療には最適と言える。

成人アトピー性皮膚炎の灸治療は、灸頭鍼を第一選択とし、第二選択を棒灸とする。前者は、その鍼の先端が真皮、筋肉まで達し、鍼の熱伝導で体内部にタンパク変性を起こすことができ、かつ皮膚を傷つけない。後者は、直接、湿疹の痒みの頂点を狙い「痒みを焼き切る」イメージで実施する。この治療で最も重要な事は、「熱さの感覚の違いを読み取る」事である。そして、熱さを感じない点を焼き切る事が重要である。この点が手足の先端に近くにある場合は、より効果的であるので、入念に焼き切る事を心がける。「熱さを感じない点」そこが、抗原抗体反応の根源と考え、焼き切るのである。しかし、この操作で火傷をさせてはいけない。透熱灸は、「火傷を作る」という点で、理屈的に極めて有効であるが、筆者の個人的見解だが、すでに湿疹で傷ついているので、限定使用とする。灸治療は自宅で各自ができるので、その方法を教え毎日実施するのも効果的である。

第八章　温香堂鍼灸：成人アトピー性皮膚炎の治療の優先順位

成人アトピー性皮膚炎の治療を考えると、その湿疹の多さ、広がり、重篤さに目を奪われ治療の優先順位を忘れ、つい阿是穴治療に走りそうになる。その戒めのために敢えて一章を設けた。疾病の治療の基礎は、「真の病因」を見つけ出し治療することにある。これは西洋医学、東洋医学で共通である。鍼灸古典『黄帝内経』には「治病求本」とある。つまり、治療の基本は、西洋医学、東洋医学すべてで「真の病因」の治療である。

第一目標：「真の病因」の治療

「真の病因」の可能性の高い「脊柱の歪み」を診断、治療する。つまり、回旋筋多裂筋穿刺法を実施する。この治療の良さは、安全性が高いこと（鍼が椎間関節付近の骨に当たり神経、内臓を傷つけない）、多本数穿刺（鍼を四十本以上使用）であり体に多くの傷を残すことができることである。さらに、下項線穿刺法、首三線法、脊柱矯正法ができれば完璧である。つまり、鍼灸院の都合（あまり灸による煙を出せない環境の治療院）や、患者の都合（短時間の治療を望む）などで、治療が制限される場合に、この第一目標だけでも、成人アトピー性皮膚炎で達成できれば効果が上がる。

第二目標：「免疫寛容」を作る治療

鍼治療において、「持続的な免疫寛容」を確実に作り出すためには、多本数穿刺により体に傷を残し「細胞免疫」を賦活させることが必須となる。それを効果的に行うには経絡治療が必須である。その選択でもっとも重要なのは「手足のツボ」であり、その部分は、もっとも複雑で、中医学の概念を用いることが必須である。他の部分の「ツボ」は、各鍼灸師がそれぞれ西洋医学と中医学で判りやすい概念を自由に選択し使用すると良いと筆者は考える。また、「免疫寛容」を作る操作で必須なのは灸治療である。それは体内に変性タンパクを導入し、それを排除させるために「細胞免疫」を上昇させる目的である。それには、灸頭鍼、棒灸、透熱灸を選択使用する。

第三目標：急性「湿疹」を抑える治療

成人アトピー性皮膚炎と言っても、その症状は患者によって違う。もちろん、多くの場合、鍼灸治療を実施すると、寛解と停滞を繰り返しながら、徐々に湿疹が消失していく。しかし、それではうまくいかない重症なケースが存在する。その場合は、西洋医学の薬の助けが必須となる。鍼灸治療は本来、自己の「細胞免疫」賦活で抗原抗体反応を抑え、湿疹を治癒させる手法である。しかし、その力の限界を超える抗原抗体反応が起こることがある。患者の多くが、感作抗原を無数に持っているので、それに無意識に大量に触れてしまうケースが存在するのである。それは、発赤、赤瘢、痒みなどの再現になって現れる。この強烈な抗原抗体反応を鍼灸治療は止められない。それを止めることができる方法は、ステロイド剤や抗ヒスタミン剤との併用である。しかし、長年、この疾病に苦しみ増悪と寛解を繰り返した患者には、「ステロイド剤は悪いもの」という概念が定着している。それは、東洋医学を信奉する鍼灸師にも多い。この概念を、鍼灸師も患者も捨てることが絶対に必要である。その考えを捨てない限り、この疾病は決して治癒に導けない。つまり、成人アトピー性皮膚炎を治す唯一の方法は、「免疫寛容」を作ることであり、その効果は鍼灸治療もステロイド剤も同一なのである。つまり、鍼灸治療との併用で、ステロイド剤の効果が劇的に復活するのである。つまり、ステロイド剤の単独使用で無効だった効果が復活するのである。逆にこれを目の当たりにしないと、鍼灸治療の効果を信じられないかも知れない。そして、発赤、赤瘢、痒みが終息したら、ステロイド剤をやめ、鍼灸治療のみに戻すのである。そして、鍼灸治療のみを続けることで、すべての湿疹から赤みが消え、次第に安定し、確固たる「免疫寛容」が成立する。そして、いつの間にか湿疹は消失し、治癒するのである。

第九章　温香堂鍼灸実践編：成人アトピー性皮膚炎の診断と治療

この章では、成人アトピー性皮膚炎の診断、治療の実際を説明する。

①診　断

「脈診」を中心に「四診」を実施する。ここでやる事は、気血津液弁証で関連臓腑の推察をすることである。まず、「問診」を実施する。そこでは、その発症がいつ頃なのか、家族歴や仕事、さらに現在の治療に使っている薬や治療効果について聞く。また、実際の湿疹の形や位置を見せてもらう。特に重要なのは、一番痒いところの湿疹を見せてもらうことである。さらに、お腹の調子、冷え、肩コリなど、一般的なことも聞く。だが、全てさらりと聞けば良い。どちらにしろ、鍼灸治療は時間がかかるので、その間にまた質問をすれば良い。これらの質問は、全て「脈診」をしながら聞くと良い。「脈診」は、西洋医学の聴診器のようなもので、患者は面と向かって話すより、鍼灸師が何か別に操作をしていると気軽に話せる。

温香堂鍼灸の弁証の最終決定は「刺診」、つまり回旋筋多裂筋穿刺法での「鍼のヒビキ」で決めるので、この時点で診察を完了できなくても良い。ただ、筆者の臨床経験では、ほぼ全ての成人アトピー性皮膚炎は気血津液弁証で「津液異常」が認められる。つまり、初診の診断で重要なものの一つに、「脈診」から得られる情報があるということである。それを問診表に記載し、覚えておくと良い。この疾病の治療は、原則一週一回の治療なので、その「脈診」を起点に、その変化を観察し、治療効果の判定に使うのである。この疾病は、湿疹の治癒の状況で効果の判定ができるが、「脈診」で体全体の変化も判る。

2 治　療

「脈診」と簡単な「問診」が終わると、すぐに伏臥位で回旋筋多裂筋穿刺法の実施をする。この場合、二つのことが重要になる。適切な鍼の選択と、脊柱脇のどの位置から穿刺するかである。前者は、一般に3番（1寸6分）を使うが痛みの度合いで鍼の番数を変える。患者が痛みに敏感な場合には番数を落とし、その長さが1寸3分と短くても良い。最も重要なことは、患者が気持ちの良い「鍼のヒビキ」が出る番数の選択である。後者は、一般に上焦、中焦、下焦と分けて置鍼で実施すると良い。一般に、成人アトピー性皮膚炎の患者は、すべての脊柱脇で「鍼のヒビキ」を観察する。この「鍼のヒビキ」は、すべてが「脊柱の歪み」ではなく、「内臓の異常」からの脊髄神経後枝反射由来との混合である。つまり、成人アトピー性皮膚炎の患者は、体全体に異常が発生していることを意味する。逆に言えば、鍼灸治療で脊柱脇の一部でも「鍼のヒビキ」が消失すれば、成人アトピー性皮膚炎は、間違いなく治る方向にある。また、その時点では、ほとんど湿疹は消失しているはずである。

(1) 鍼治療〈伏臥位〉

①「骨格系」の治療

a．回旋筋多裂筋穿刺法（必須）

b．下項線穿刺法「天柱」「風池」「完骨」（必須）

②経絡治療

a．「合谷」「曲池」（必須）

b．肩甲骨周囲：「肺兪」「曲垣」「膏肓」「神堂」（選択）

c.「肺兪」「心兪」「膈兪」「肝兪」「脾兪」「三焦兪」（選択）

⑵ 灸治療〈伏臥位〉

①灸頭鍼　腎兪（必須）「次髎」（選択）

②大椎、身柱（必須）

⑶ 鍼治療〈仰臥位〉

経絡治療

手：「雲門」「尺沢」「魚際」（必須）

「養老」「外関」（選択）

足：「足三里」「築賓」「三陰交」「太衝」「陰陵泉」「血海」（選択）

お腹：「陰交」「水分」「肓兪」（選択）

頭：「百会」「上星」（必須）

⑷ 鍼治療〈座位〉

①首三線法（必須）

②脊柱矯正法（必須）

⑸ 棒灸（必須）

患者に一番痒いところを教えてもらい「痒みの頂点を棒灸で焼き切る」そんなイ

メージで施灸すると良い。棒灸では「熱さを感じない点を探し出すこと」が重要になる。

⑹ 井穴刺絡（選択）

「間衝」（三焦経）への井穴刺絡（浅見鉄男先生発表）を実施する。（非常に免疫応答が強い時のみ）糖尿病採血用穿刺器具で少量出血させる。

前記は、筆者が治療に使える「ツボ」を臨床で使用した記憶をもとに記載した。この他に各鍼灸師は、その臨床経験から、あるいは自分が支持する鍼灸流派からの「効果ツボ」を持っているだろう。そこから選択すると良いだろう。経絡治療は、「どこが正解というのはない」と筆者は考える。中医学だけでなく、多くの鍼灸流派の「湿疹に効果のあると言われるツボ」を試し、判断すると良い。

成人アトピー性皮膚炎の治療で必須なのは、「真の病因」を治すことから始まる基本操作の部分である。

第十章　温香堂鍼灸実践編：成人アトピー性皮膚炎治療の症例報告

〈症例1〉重症成人アトピー性皮膚炎症例

【患者】41歳、男性

【患者履歴】幼少期から増悪と寛解をくりかえし、来診時、急性の紅斑、湿潤性紅斑、丘疹などをもち、慢性の苔癬化、痒疹などを持つ。特に上半身の手、首、背中上部に湿疹が集中し、赤みを帯び、強い痒みを訴え、手が肥厚し腫れあがり、ところどころに亀裂がみられた。患者は小児アトピーを15歳で離脱し、26歳で再発症し、西洋医学のアトピー治療をするも無効だった。そこで東洋医学に方針を切り替え、漢方薬と鍼治療をする病院を見つけ受診する。その治療で症状が極めて軽減した。だが、41歳で再発（悪化）し、その時はすでに転勤でその病院には通えず、病院を探す間に病状がさらに悪化した。患者は東洋医学が効くという信念から、当院が成人アトピー性皮膚炎を治療することを知り来院する。

【脈診と主訴】

「脈診」は、「弱」で「寸」、「尺」は見えないほど弱い。主訴は、成人アトピー性皮膚炎の強い痒みと強い肩コリである。患者の治療希望はアトピー症状の改善である。

【治療】

(1) 回旋筋多裂筋穿刺法を実施する。頚椎五〜腰椎五まで全てで「鍼のヒビキ」があり、特に肩、背中上部で「ヒビキ」が強い。パルス（1 Hz, 3 min）で「快」を得るので刺激を入れる。さらに、「天柱」「風池」「完骨」と、頚椎四〜五間の回旋筋多裂筋穿刺法で用いた鍼を結んでパルスを入れる。さらに「肺兪」「曲垣」「膏肓」「神堂」にもパルスを入れ、肩甲骨を動かし、肩コリの軽減を図る。

(2) 伏臥位での経絡治療：（パルスなし）

手：「曲池」「合谷」

背中：「隔兪」「肝兪」「三焦兪」

仙骨：「次髎」

〈灸治療〉

首：「大椎」「身柱」（透熱灸）

腰：「腎兪」（灸頭鍼）

(3)　仰臥位（パルスなし）

手：「雲門」、「尺沢」、「魚際」

お腹：「陰交」「水分」「肓兪」

足：「足三里」、「築賓」、「太衝」

頭：「百会」「上星」

(4)　座位

首三線法、脊柱矯正法を実施する。

(5)　棒灸

痒みの出た場所と、首、肘、手、足の指の股（「八邪」、「八風」）に棒灸をする（特に手が腫れていたので八邪には入念に熱を入れる）。

(6)　井穴刺絡

「間衝」（三焦経）

【経過】

この患者は治療開始一カ月の時点で、赤み、痒みが和らぎ、滲出液も全く出なくなった。一年目で、背中や首を除いてほとんどの湿疹は消失したが、肌のアトピー特有のザラザラ感は残った。この時点で、患者は五年間海外赴任になり、治療の中断を余儀なくされた。その間は、一時帰国時（年二〜三度程度）に治療をしたが、湿疹の悪化は認められなかった（筆者感想：赴任先に感作抗原が少なかったと考えられる）。海外赴任終了後、アトピー完治を目指して週一回の治療をしたが、一年ほど全く湿疹の改善を認めなかった。むしろ、悪化の傾向の時期もあった。だがそれは、一年後、突然、改善された。湿疹の消失はもちろんのこと、アトピー特有の肌のザラザラ感も一気に軽減した。それから四年の継続治療で現在に至るが、現在、全くアトピーだったということさえ判らない状態まで回復した。ここでその治り方の特徴を説明しておく（これは全ての患者の回復過程の特徴なので参考になる）。それは、「効果の出ない時期が続き、急に改善する」の繰り返しで治る。それは、譬えるなら階段状の回復である。だが、この患者が完治したと言っても、疲れたり、肩コリを放置したりすると首、背中に赤い発疹が出る。だが、それは鍼灸治療と外用ステロイド剤ですぐに消失する。筆者は、痒い時にステロイド剤の使用を推奨するが、現在は全く使用していないと患者は語る。

〈症例2〉重症成人アトピー性皮膚炎症例

【患者】34歳、女性
【患者履歴】来診時、急性の紅斑、湿潤性紅斑、丘疹などをもち、慢性の蘚苔化、痒疹などを持つ。顔、手は外用ステロイド剤の効果で湿疹は目立たないが、その他の部位、肘の内側、膝の後ろ、首、背中に湿疹が認められた。西洋医学のアトピー治療をしているが一向に改善しないので来院する。

【脈診と主訴】

「脈診」は「滑」で「寸」、「尺」は見えないほど弱い。主訴は、強い痒み、発疹である。肩、背中コリは感じるがさほど強くはない。患者の治療希望は、アトピー症状全体の改善である。

【治療】

症例1とほぼ同じ治療をしたが、回旋筋多裂筋穿刺法でも他の部位でもパルスなし。井穴刺絡なし。痒い場所に棒灸をする。

【経過】

この患者は仕事の関係で二週に一度の来院であり、治療後は痒みが取れるが、二週目に入るとぶり返し、当初の一年はさほどの効果は無かった。だが、一年後のある日、びっくりするほど良くなった。主治医の「皮膚科の医師が驚いた」と患者は嬉しそうに言った。それからは、また同じ状態が続き、一年後、この患者は転勤で、そこで治療は終了した。間違いなく痒み、赤み、湿疹は激減した。だが、アトピー特有の肌のザラザラ感は残り、完治には遠い状態であった。この患者では、学ぶことが多かった。やはり、成人アトピー性皮膚炎の治療間隔は、二週に一度ではなく、週一回が良いということである。おそらく、体の傷は一週間で消え、「継続的な免疫寛容」ができないのである。もう一つ回旋筋多裂筋穿刺法の鍼の打ち方である。筆者は、それを一定区間の置鍼で行ったのだが、その患者は痛みの感覚が強く、「鍼のヒビキ」感も強かった。運悪く痛点にあたり、体を動かしたものだから、それが強い運動鍼になり、強烈に痛くなり、苦痛に顔を歪め、少しの間、言葉が出なかった。辛い思いをさせた。医療過誤である。今も心から詫びている。筆者の鍼の技術の未熟さを痛感させられ、それ以降、打ち方を変えた。今、その教訓で、痛みの感受性の強い患者には、単刺で、それを実施することにしている。またこの患者で後悔が残ることは週一回の治療を強く勧めなかったことである。まだ、この頃、筆者は成人アトピー性皮膚炎の治療を確立していなかった時期の患者である。

〈症例3〉重症成人アトピー性皮膚炎症例

【患者】63歳、男性

【患者履歴】幼少期から増悪と寛解をくりかえし、来診時、急性の紅斑、湿潤性紅斑、丘疹などは少なかったが、慢性の蘚苔化、痒疹を持ち、腰と首に銀鱗が認められ、指関節の亀裂からの出血が認められ、第一関節には歪みが認められた。この患者は、小児アトピーから離脱できず成人アトピー性皮膚炎になり、40代で脱ステロイド治療を謳う西洋医学の病院に半年入院した。その結果、症状は入院時に目に余るほど悪化したが退院時には少し緩和した。だが、それは完治には程遠かった。当院来院時には、急性期を過ぎ、ところどころに痒そうな紅斑はあるものの、体全体が苔癬化し、それなりに安定している状態だった。ただ、指関節が肥厚し、亀裂を起こし、時々、出血していた。

【脈診と主訴】

「脈診」は、「弦」で「寸」、「尺」も弱くない。主訴はアトピー湿疹の痒みと手の亀裂であり、患者の治療希望もその治療である。

【治療】

回旋筋多裂筋穿刺法を実施する。頚椎五～腰椎五まで全てで「鍼のヒビキ」があり、特に背中の左胸椎七〜十に強い「ヒビキ」を持つ。パルス（1 Hz, 3 min）を入れると「快」を得るので、全ての回旋筋多裂筋穿刺法の鍼にパルス刺激を入れる。経絡治療は、ほぼ症例1と同じ。痒みの強い部分に棒灸を実施する。お腹の「ツボ」なし。井穴刺絡なし。

【経過】

この患者の治療は特殊である。原則、週一回の治療ではあるが、月一回だけ上記の治療を全部行い、その他の週は患者の事情（短時間治療希望）で、回旋筋多裂筋穿刺法のみを実施した。この患者は順調に回復し、現在は、銀鱗は消失し、肌の苔癬化も薄れ、正常な柔らかい肌に近く回復している。痒みは時々出るが、外用ステロイド剤を使用しないで治る。指関節の亀裂からの出血も消失した。第一関節の変形はそのままである。ちなみに現在、その治療期間は一年半となった。患者は人生の中で一番良い状態と言う。

〈症例4〉重症成人アトピー性皮膚炎症例

【患者】34歳、女性

【患者履歴】小児アトピーがひどく幼少期から増悪と寛解をくりかえし、小学生時代が最悪だった。それから症状は徐々に軽減したが、手、足、首など体全体に湿疹が少し残った。30代の前半に顔にアトピー様の湿疹が現れ、近くの病院の皮膚科を受診し、アトピー治療を受け極度に悪化し、当院に来た時は顔が腫れ上がっていた。だが、筆者は違和感を覚えた。顔の湿疹はひどいが、手、足にはアトピー湿疹はあるものの重症アトピー独特のザラザラ感までに至っていないのである。

【脈診と主訴】

「脈診」は「弱」で「寸」、「尺」は測定できないほど弱い。主訴は、顔のアトピー様湿疹と強い首、肩コリである。患者希望は顔の湿疹の治療である。

【治療】

症例1とほぼ同じ治療で、回旋筋多裂筋穿刺法でパルスなし。お腹の「ツボ」なし。棒灸なし。井穴刺絡なし。

【経過】

筆者は疑問を抱えながらアトピーの鍼灸治療をした。患者の特徴は、強い首、肩コリである。この患者には、首三線法、脊柱矯正法で十分に首、肩、背中の治療をした。週一度の来院で三回ほど治療したが全く改善しなかった。筆者は患者に「これだけ鍼灸の効果がないのは、顔の湿疹がアトピーだけでない可能性がある。何か別の強い炎症を引き起こす原因がある」と告げ、「現在かかっている皮膚科に誤診の可能性がある」と指摘し、皮膚科を変えることを強く依頼した。患者はその言葉に従い皮膚科を変え、そこで「顔の湿疹を悪化させているのは、治療に使っていた外用ステロイド剤の基剤に原因がある」との指摘を受け、別の軟膏が処方された。それからすぐに、鍼灸治療に効果が現れはじめ、治療開始半年で、顔はもちろん、手足や体のすべての湿疹は消失した。現在、この患者は治療開始六年目になるが、首、肩コリの治療で、三週に一度来院する。

〈症例5〉重症成人アトピー性皮膚炎症例

【患者】32歳、女性

【患者履歴】幼少期から喘息があり、高校時代にそれがアトピーに変化し、そこから増悪した。来診時には、急性の湿潤性紅斑、丘疹などと、慢性の蘚苔化、痒疹などを合わせた症状が全身に見られた。それは、特に足、腰に強い。典型的な重症の成人アトピー性皮膚炎である。患者は強い痒みを訴え、西洋医学のアトピー治療の無効を訴えた。

【脈診と主訴】

「脈診」は、「滑」で「寸」、「尺」はやや弱い。主訴は、成人アトピーの症状であるが、特に強い痒みを訴える。患者の治療希望は成人アトピー性皮膚炎治療のみである。

【治療】

(1)　回旋筋多裂筋穿刺法を実施する。頚椎五～腰椎五まで全てで「鍼のヒビキ」があるが、肩、背中上部より、背中下部と腰に「鍼のヒビキ」が強かった。この患者は、鍼刺激に敏感であるため、4番鍼1寸6分の単刺で回旋筋多裂筋穿刺法を実施した。さらに、「天柱」「風池」「完骨」に置鍼した。

(2)　伏臥位での経絡治療：（パルスなし）

手：「曲池」「合谷」

背中：「隔兪」「肝兪」「三焦兪」

仙骨：「次髎」

〈灸治療〉

首：「大椎」「身柱」（透熱灸）

腰：「腎兪」（灸頭鍼）

(3)　仰臥位（パルスなし）

手：「雲門」、「尺沢」、「魚際」

お腹：「陰交」「水分」「盲兪」

足：「足三里」、「築賓」、「太衝」

頭：「百会」「上星」

(4) 座位

首三線法、脊柱矯正法を実施する。

(5) 棒灸

痒みの強い順番を患者から聞きながら、手足、首、腰などに棒灸をする。

(痒みの強い足、手、首の湿疹に入念に熱を入れる)

【経過】

約一カ月前に来院したこの患者は、週一回の治療五診目で、湿疹の赤み、痒みの和らぎ、丘疹が縮小し、滲出液も止まった。患者もこの短期間の急速な変化に驚きを隠せない様子である。そして、来年からの治療を楽しみにしていると語る。この患者には、筆者が成人アトピー性皮膚炎の治療法の本を書くことを話し、五診目の湿疹の写真(腰と足)を撮らせてもらった。いつかチャンスがある時、この写真とこれからの治療後の写真を時系列的に示すことで、鍼灸治療効果を視覚化し、読者に見て頂けるはずである。

〈症例6〉軽症成人アトピー性皮膚炎症例

【患者】31歳、男性

【患者履歴】小児アトピーがひどく幼少期から増悪と寛解をくりかえしたが、最終的に、青年期以降は、手と足の一部にそれは残った。診察すると、腕、ひざ下の所々に紅斑があった。だが、丘疹はなく、さほど重症ではない。ただ、両手が肥厚し、アトピー独特のザラザラ感があり、指関節の肥厚と出血を認めた。そこで筆者は、成人アトピー性皮膚炎と判断しその治療法を実施した。

【脈診と主訴】

「脈診」は「平」で「寸」、「尺」は少し弱い。来院時の主訴は、体全体の疲れと不眠、手の湿疹（手荒れ）である。患者の治療希望も同様であったが、体全体の疲れと不眠はすぐに解決したので、現在は、手荒れの解消である。

【治療】

症例1とほぼ同じ治療で、回旋筋多裂筋穿刺法でパルスなし。棒灸なし。井穴刺絡なし。

【経過】

五年前に来院したこの患者は、当初、三年間、仕事の関係で二週に一度の来院で通院した。この時、すぐに主訴の疲れと不眠は解消されたが、手の湿疹（手荒れ）は、少し改善したのみにとどまり、冬場には相変わらず亀裂ができ、指関節から出血が見られた。その後、転職を機に週一回での来院が可能になった。その状態で、現在二年目になるが、明らかに手の赤みが取れ、肥厚とザラザラ感が消え、今、出血の気配を見せない。今季の冬の状態が期待できる。

〈症例7〉軽症成人アトピー性皮膚炎症例

【患者】32歳、女性

【患者履歴】この患者は父親がＳＬＥ（全身性エリテマトーデス）でそれを気にして来院する（筆者の感想だが、ＳＬＥは男性の発症率は低いので、患者の心配は大きかったと推察する）。症状は肩コリ、胃腸障害、頭痛などで明らかに自律神経失調症の症状であるが、患者は「鍼灸で免疫を上げて欲しい」と来院する。来院時に首の生え際にアトピー様の湿疹があるのを患者は話さなかった。筆者もそれを治療して初めて知った。その湿疹について尋ねると、大学時代から、それは出ていて、病院に通ったが治らないので、これは治らないものと諦めていると語った。それがアトピー様だったので、念のため小児アトピーについて質問すると「酷かった」と答えた。

【脈診と主訴】

「脈診」は「平」で「寸」、「尺」はさほど弱くない。主訴は、肩コリ、胃腸障害、頭痛である。患者の治療希望は、肩コリ、胃腸障害、頭痛の治療と、鍼灸による免疫アップである。

【治療】

回旋筋多裂筋穿刺法の鍼の全てに、パルス（1 Hz, 3 min）を入れる。また「肺兪」「曲垣」「膏肓」「神堂」にも同様の条件でパルスを入れる。座位での首三線法、脊柱矯正法を実施する。経絡治療や灸治療は患者が嫌うので一切実施しない。

【経過】

九年前に来院したこの患者は、二週に一度のペースで来院し、治療開始後すぐに胃腸障害、頭痛、不眠などの自律神経失調症の症状は、全て解消した。残ったのは、首、肩コリと首の湿疹のみになった。そのコリは、定期的に治療しないと元に戻る頑固なもので、患者は几帳面に来院した。三年間通院した時、突然、首のアトピー様湿疹は消えていた。それは突然で、筆者も患者本人も驚いた。それからすぐに彼女は妊娠した。主婦である彼女は、来院前の一時期、西洋医学の不妊治療（詳細を聞いていない）を受け、諦めていたと話した。現在は、二人目を出産して、首、肩コリのみのため、二週に一度、来院する。

〈症例8〉軽症成人アトピー性皮膚炎症例

【患者】38歳、女性

【患者履歴】実業団のスポーツ選手で、試合後の右肩コリと太ももの痛みの緩和を希望する。幼少期、小児アトピーがあったが中学生までには完治した。成人してから、一時期、咳が止まらないので病院を受診すると喘息を疑われ、フルタイド吸入をしたが、今は全く完治している。また、この患者は「脊柱の歪み」から来る強い首、肩、背中のコリを持ち、それが悪化すると後頭頭痛を併発する。

【脈診と主訴】

「脈診」は、「平」で「寸」、「尺」はさほど弱くない。主訴は、右肩コリ、太ももの痛みであり、患者の治療希望も同様である。しかし、実際の治療を開始すると「脊柱の歪み」から来る強い首、肩、背中のコリの治療が必須であることが判った。

【治療】

回旋筋多裂筋穿刺法と「肺俞」「曲垣」「膏肓」「神堂」で、パルス（1 Hz, 3 min）を入れ、さらに首三線法、脊柱矯正法を実施した。治療はこれのみで経絡治療や灸治療を嫌うので実施しない。

【経過】

八年前に来院したこの患者は、月一度のペースで来院し、前記の治療を実施した。その治療の選択理由は、回旋筋多裂筋穿刺法で明らかに「脊柱の歪み」が認められたからである。それを患者に質すと、すでにそれは整形外科でも指摘されていた。そこで主訴よりも、首、肩、背中の強いコリの治療に方針を変えた。その治療が患者には相当に合っているらしく「この治療が自分には最適です」と言い、安定した三年が経過した。そして、三年後の夏、背中に発疹を認めた。患者は「試合で汗をかいて、その後、痒くなった場所と一致する」と言った。それは、三カ月過ぎても消える気配がなく、逆に首に広がる気配を見せ、その発疹の形状、左右の対称性から成人アトピー性皮膚炎が疑われたので、すぐに皮膚科受診を勧め、当院の受診頻度を二週に一回まで短縮してもらった。その結果、外用ステロイド剤と鍼治療の併用で、それから、ほぼ二カ月で湿疹は完全に消失した。現在は、鍼治療の頻度をもとの月一回に戻し、それ以降、外用ステロイド剤の使用もなく、湿疹も出ていない。

第十一章　まとめ

西洋医学の進歩が、新たに「脊柱の歪み」、すなわち「骨格系」疾病を生み出している。これらの人々は、鍼灸古典が書かれた厳しい生活環境の中では、ほとんど成人まで生き残れなかった。医療とは、当然、生きた人々への医療である。医療書とは、その時現存する疾病の処置法を書き残したものである。その結果、鍼灸古典に書き残された治療法は、五臓六腑の疾病、すなわち「臓腑系」の治療が中心になったのである。しかし、鍼灸治療は、元来、局所治療から発生し、「骨格系」の治療を得意とするのである。今回、筆者は、成人アトピー性皮膚炎の「真の病因」が「脊柱の歪み」である可能性を突き止め、その得意分野の「骨格系」の治療を鍼灸治療に託したのである。通常、「脊柱の歪み」の矯正は、整骨、整体などを考えるが、それらの治療原理は、「周囲の筋肉を関節可動域より過伸展させ、『神経反射』で筋肉拘縮を解除し、結果的に整骨する」のであり、その原理は鍼治療の原理とまったく同一である。しかし、その違いは、鍼灸治療は「傷や火傷を残せる」と言うことである。この鍼の「傷を残せる」ことは、大きな利点になる。この傷の修復に、体の生理活性物質が動き、確実に免疫を上昇させるからである。また、灸治療は、体に火傷として変性タンパクを導入できる。この変性タンパクは、自己由来であるため抗原提示されないことも画期的である。つまり、総合的に考えると、成人アトピー性皮膚炎の鍼灸治療が最先端医療になりうる要素を持っていることになる。そして、さらに、この治療を有利にするのは、まったく薬と刺激ルートが違うことである。薬は「腸壁を使う」刺激ルートである。一方、鍼灸は全く別の「腸壁を使わない」(鍼で皮膚を切る。灸で異種タンパクを導入する)刺激ルートである。つまり、この刺激ルートの違いが、西洋医学の薬との併用での競合の可能性を低くするのである。つまり、安全に併用できることになる。

現在、製薬会社は、ステロイド剤の限界を知り、さらに強い薬の開発に情熱を燃やしている。しかし、それは筆者に言わせれば、「腸壁を使う」という点で、従来の手法の延長線上にあり、発想が平凡で新規性を欠いていると考える。つまり、鍼灸治療の新規性は、刺激ルートに違いがあると考える。

蛇足かも知れないが、筆者が推奨する回旋筋多裂筋穿刺法についての古典鍼灸の位置付けを書いておく。この簡単な手法は鍼灸古典にはない。「本当に鍼灸古典を書いた著者は、この手法に気付かなかったのだろうか?」これは筆者の推測だが「彼らはおそらく判っていた」と考える。それを裏付ける事実は、「腎経」の「経絡」を走らせる体の位置にある。それは、腹部の中心線「任脈」の外5分に取っている。「任脈」は、体の中心線で生殖器とつながり「陰経の気脈が集まり、諸陰の海をなす」とされ、まさに「遺伝」に関連している。その直近の5分線の「腎経」は、「先天の精」を蔵し、「遺伝に関連するツボを結んだ線」であると鍼灸古典は宣言している。つまり、彼らは人体の中心線に「遺伝に関連するツボが集まっている」と気付いていたことになる。体の背中の中心線は「督脈」が走り、そこは脊柱上であり「骨格系」の中心であり、当然、遺伝と強い関連がある。回旋筋多裂筋穿刺法は、背中の中心線の外5分の「線」を刺激するもので「遺伝に関連するツボを連続的に刺激する手技である」と言える。また、鍼灸古典の「五臓に応じる刺法」では、「腎」は「輸刺」であり、それは「骨に当たるまで深く刺す」ことを指示している。回旋筋多裂筋穿刺法は、その筋肉が最深部にあるために骨に当たるまで深く刺す。これはおそらく偶然の一致ではない。彼らは脊柱脇の5分の重要性を間違いなく判っていた。だが、彼らはそれを通常の手技で実施しなかった。いや、おそらく実施できなかったのである。それは、現在のような細く、折れない、滅菌済みの鍼が無かったからである。太い鍼での連続刺激はあまりにも強刺激で危険である。さらに言えば、滅菌なしの鍼からの感染の問題もあったろう。もし、当時、現在の鍼が存在していれば、彼らは間違いなく回旋筋多裂筋穿刺法を「背部腎経」治療として、書物に残したに違いないと、筆者は勝手に想像したりする。つまり、この一見新しい手法は、鍼灸古典とも相反しないのである。

筆者の願いは、東洋医学を神秘の中に置かず、「科学」で分析し、その凄さを臨床の中で証明し、鍼灸治療が最先端医療であることを証明することにある。そして、医療の表舞台へ、堂々と西洋医学から請われる形で復活させたいのである。そして、この合理的で材料費の安価な治療法こそが、この国家財政を揺るがす保険医療の支出増大に歯止めをかけ、その破綻からこの国の福祉を守ることができる一つの手法であることを証明したいのである。

謝辞

薬学生時代に漢方研究同好会に入り、芹沢勝助先生／藤平健先生共著『ツボ、漢方』（現在、絶版）に出会い、鍼灸、漢方に大いに興味を持ちながら、西洋医学（製薬会社研究所、医療機器の研究所、免疫学研究〈大学出向〉、病理学〈国立研究所出向〉生薬分析〈大学院〉、病院薬剤師）の分野で働くことになった。だが、不思議な縁で、鍼灸師となり、鍼灸院を開き、念願だった免疫学を駆使した成人アトピー性皮膚炎の鍼灸治療を模索することができた。多くの先生の知恵や教え、成人アトピー性皮膚炎の患者各位の多大な協力に心から感謝する。

青山　和美（あおやま　かずみ）

1949年茨城県生まれ。東京理科大学薬学部大学院（修士）。早稲田医療専門学校東洋医療鍼灸科卒業。現在、温香堂鍼灸治療院（院長）。

温香堂鍼灸　成人アトピー性皮膚炎の完治を目指して
理論＆実践

2020年6月21日　初版第1刷発行

著　　者　青山和美
発 行 者　中田典昭
発 行 所　東京図書出版
発行発売　株式会社 リフレ出版
〒113-0021　東京都文京区本駒込 3-10-4
電話（03)3823-9171　FAX 0120-41-8080
印　　刷　株式会社 ブレイン

ISBN978-4-86641-339-6 C0047
Printed in Japan 2020